死にゆく患者《ひと》と、どう話すか

明智龍男［監修］
國頭英夫［著］

医学書院

はじめに

臨床現場でのコミュニケーション・スキルの本当のところ

こんにちは。今年から、基礎ゼミⅡのひとつを担当することになった國頭です。このゼミは、日本赤十字看護大学一年生後期の必修科目のひとつだそうですが、十数人の講師がいろんなテーマで行うことになっているようです。ともあれその中から13人の学生さんが私の「コミュニケーション論」を選択してくれて、まずはお礼を申し上げます。

さて、みなさんも一年生でまだ大学に慣れていないところがあるかもしれませんが、私も日本赤十字社医療センター（以下、日赤医療センター）に赴任してから日が浅く、いきなり看護大学のゼミを担当しろと言われましたところで、何をやったらいいのかよく分かりません（笑）。学長先生から、「何が得意ですか？」と聞かれ、「最も得意なのは生物統計学」と答えたのですが、「それはダメです」とあっさり却下されました（笑）。じゃあ、というわけで苦し紛れに捻り出したのがこの題目です。

基礎ゼミⅡの中には、他にもコミュニケーション論を扱ったコースがあるようです。それと私のとは何が違うか、というのを先にお話ししましょう。

私は日赤医療センターで化学療法科という、つまりは進行がんの治療を専門とする医者です。がんの治療は進歩し、その予後は良くなりましたが、それでも、私が扱う患者さんは、ほぼ必ずがんで亡くなります。世の中には、治る病気なら治療をしてもよいが、治らなければやっても仕方がないなどと悟ったようなことを言う人がいますが、もちろんそんなわけにはいきません。患者さんはみんな、治らずとも、いずれ死んでしまうとしても、不安と闘いながら闘病されています。私も、病棟や外来の看護師さんも、「どうせ治らないから」といって、患者さんを見放すことは許されません。そういう「死んでいく」患者さんといかに向き合い、どうやって少しでもベターな「ライフ」を過ごしてもらえるか、というのが我々の使命です。ちなみにあえて「ライフ」とカタカナにしたのは、英語の life には生活、生命、人生というような意味があり、ここではそれを全部含むからです。

みなさんは、そういう暗い話は嫌だ、と考えるでしょうか？　ですが、がんであってもなくても、入院患者さんの多くは重症で、そのまま死んでしまうことも多いのです。というより、人間は絶対に一度は死にますから、別にがんだけが暗いのではありません。ちょっと前に私は、自分の仕事を『見送ル』（新潮社）という小説にまとめました。それについて、私が学生時代に解剖学を教わった養老孟司先生が、「出て来る患者はみんな死んでしまうが、別に暗くない。人間はみんな死んでしまうから」と書評に書いてくださいました。だから、私は、医療の中で、特別なことをやっているわけではなく、私の仕事にとって大事なことは、医療全体でも重要なことなのです。

そして、コミュニケーションというのは、医療において決定的な重要性をもちます。医学の祖と言われるヒポクラテスの言葉に、「医者には三つの武器がある。第一に言葉、第二に薬草、第三にメスである」というのがあるそうです。薬草（内科的治療）やメス（外科的治療）の前に、「言葉」があるのです。

しかしながら、死に臨んだ患者さんを前にして、我々は何をどう話せばいいのでしょうか。考えれば考えるほど怖くなります。患者さんは怒り、悲しみ、嘆きなどの感情を我々にぶつけてきます。その思考はしばしば非合理的で、錯乱することもあります。

私がやってきたことは、高邁な理論ではなく、そういう臨床の泥沼で、いかにして最善の、それができなければ次善のものを見つけていくか、という作業でした。結局うまくいかなかった、ということも頻繁にあります。実社会は受験勉強のように、「正解」が用意されているのではありません。どうやったって成功することもあれば、なにをやっても必ず失敗する、という場面もあります。ただ我々はその時も、少しでもマシな失敗ですむような努力をしなければなりません。

学問としての「コミュニケーション論」が、仮にノーベル賞を取るような原子力物理学だとしたら、私のそれは、爆発した福島原発で瓦礫を片付けるような、地味で辛い作業でしょう。だけど、今の日本にとっては、瓦礫の片付けは「誰かがやらねばならないこと」です。

そうは言っても、今、自分がいるのがどういう場所で、この仕事が次にどうつながるのかが分からないと、瓦礫の片付けの意味も理解できません。そのために、大きく分けて、二つのことをお話ししていきます。一つは、臨床でのコミュニケーション一般に関すること。もう一つは、末期患者のターミナルケアで問題になること。ただし、話は具体的と言えば聞こえはいいですが、生々しい現場のぐちゃぐちゃした実例が主体で、あっちこっち話が飛ぶことは勘弁してください。

コミュニケーションという言葉は、communicareというラテン語から出たとされています。この言葉は「共有する」という意味だそうで、何を共有するか、というと、情報ということになりますね。

さて、このコミュニケーションはどうやってとるかというと、普通は言葉でとる、つまり言葉を通して情報を共有するのだ、と考えます。ところが有名な研究があって、医療者と患者のコミュニケーションにおいて、言葉が果たす役割はわずか7％で、残りは表情・姿勢・身振りなどが55％、声の調子が38％、つまり9割以上が言語以外の要素で決まっているのだ、と報告されています〔Argyle M, et al. Bri J Soc Clin Psychol 1970;9:222-231.〕。

どうやってその「55％」なんて数字が出て来たのか知りませんが、とにかく、言葉以外のことが決定的に重要だ、ということですよね。これを見ると、ほとんど第一印象で決まってしまうような感じがします。ちなみに新潮新書に『人は見た目が9割』というベストセラーがありますが、その「9割」もこの論文からの引用のようです。

さて、がん医療に携わる私なんかは、日々患者さんやご家族とのコミュニケーションをとらねばなりませんが、そうした日常の診療や挨拶レベルとは別に、何段階も難しいものがあります。一番難しいのは、たとえば患者さんが病状を認めようとしない「否認」や、やり場のない「怒り」などに支配されている時が一つ。こういうのはある程度時間をおかないと仕方がない。またこちらが何かミスしてしまった時もそうですけど、それはがん医療に限ったことではありません。もう一つ、患者さんが精神疾患などを併発していて、まともに話ができないような場合は非常に困ります。こういうのは、往々にして精神科の先生に助けてもらわなければいけません。

それとは別に、その一つ前段階にはなりますが、困難なコミュニケーションがあります。「悪い知らせを伝える」という言葉で表されるのが代表的なもので、英語ではそのまま「breaking bad news」といいます。たとえば、予後の悪いがんを診断して病名を告げる。あなたは肺がんだとか、膵がんだとか告知する場合ですね。あと、がんの再発を告げる。今やがんでも治るものは治ると、多くの人は知っています。ただ自分は治らなかった。いろんなバッドニュースの中でも、患者さんにとっては、最初に再発を告げられる時が一番辛い、と言われています。

あと、最近の私が一番辛いのは、治らないまでもいろいろやってきたのだけれど、もう限界だ、もうこれ以上はやめよう、という、積極的治療の打ち切りの時ですね。治らない、と分かっていても、患者さんは死ぬ気なんて全然ないんですね。今までも治療をやってきた。それは効いたり効かなかったり、効いてもまた悪くなったりしてきた。けれども私は常に、患者さんに、「今度はこういう治療をしよう」と提案していた。それなのに、この期に及んで、一転して「もうやめようか」とは何事であるか。先生、あんたは俺を裏切るのか。そう言われるのは目に見えていて、だけれどもやっぱりこれ以上はやるべきではないと伝えなければいけない場合がある。これはそのうちまた取り上げます。

こういう「breaking bad news」で相手は落ち込んだり悲しんだり怒ったりしますが、そういう反応は病的ではないんですね。普通の人間ががんだと言われ、再発だと言われ、もう治療法はないと引導を渡されて、いい気分がするはずがない。それをいちいち精神科の先生に相談するわけにもいかない。

私が医者として独り立ちして肺がんを専門にやっていくことになったのは平成2（1990）年からですが、その時、私の上司の部長とともに「肺がんの患者には病名を伝えよう」という方針を決めました。当時はがんの告知はタブーに近いような時代で、どうかするとがんセンターでもはっきりとは言っていなかった。私がいたのは普通の市民病院でしたから、私と部長の二人きりの呼吸器内科以外では、がんの告知なんて誰もやらなかった。おおっぴらには邪魔されませんでしたけれど、随分と好奇の目で見られました。「先生、（患者に）がんって言うんだってね」、とかよく言われました。考えてみるとその部長は偉い人でしたね。病院のバックアップもなしにそこまで先鋭的な方針に踏み切ったのですから。従うのは直属の部下一人だけで、その部下の私はまだ20歳代のペーペーです。

その当時、肺がんだと言われてうつ状態になった患者さんのことを、精神科のドクターに相談に行ったら、「それは精神科の対象ではない」とあっさり門前払いにされました。要するに、病気ではない、と言うんですよ。「精神科というのはたとえば統合失調症とか躁うつ病などの、精神を病んだ

『患者』を診るのである。がんと言われて落ち込むのは正常人の正常な反応で、病気でもなんでもない。だから精神科では扱えない」と。

今でも覚えています。こう言われました。「先生、この患者にがんだって言っちゃったんでしょ？うつになるのは当然ですよ。がんを治してやればいいんじゃないですか。そうしたら気分も良くなります」。25年以上も経って覚えているのだから、よほど恨みが深かったのが分かりますよね（笑）。

ちなみに今では精神科もそういう「正常の反応」も扱ってくれます。言われてふさぎ込むのは仕方がないにしても、その後なかなか立ち直れないのは「適応障害」という名前がついていますし、そこから本物の「うつ」として治療の対象になる場合もある、ということになっています。

さてそれで、アメリカでは日本より一足先にがんの告知が一般的になっていました。なぜアメリカではそうなっていたか、というと、患者の知る権利、とか、自己決定権、とか言われていますけど、そんなのは建前で、本音は訴訟が怖いからですよね。「どうして知らせてくれなかったのだ。おかげで自分は治療法を選べなかった。また人生の計画をし損ねた。訴える」というのを回避するための、医者側の自己防衛の要素が強い。だけどまあアメリカ人は自立傾向が強いから、「知らせてほしい」という欲求が高まったのも、嘘ではないでしょう。

それではアメリカ人はその悪いニュースを知ってどうなるか。彼らはキリスト教の神様を信じているからといって笑って運命を受け容れるか、というと、そんなことはないのですよ。いくら神様を信じていたって、死ぬのは嫌だし怖い。だからそういう「breaking bad news」も、事実を淡々と伝えて終わり、ではなくて、ちゃんと伝え方の工夫を考えています。考えるまでもなく人情は欧米人も日本人も、そんなに変わりはないのですね。

そのような「伝え方の工夫」を、コミュニケーションスキル、といいます。「スキル」というのは技能もしくは技術、という意味ですよね。よく、心がこもっていれば小手先の技術なんて要らない、とか言う人がいますが、何も考えずに裸一貫でぶちあたれ、というのですから、大概は馬鹿です(笑)。ちょっと以前に、そういう馬鹿の一人が総理大臣になって、「友愛」を連呼した挙句に日本を滅ぼしそうになりました。我々はプロですから「技術」を持たねばなりません。

代表的な伝え方の技術がSPIKESです〔Baile WF, et al. Oncologist 2000;5:302-311. PMID:10964998〕。ロンドン生まれでカナダの大学の腫瘍内科医であったロバート・バックマン先生と、テキサスのMDアンダーソンがんセンターの精神科医のウォルター・ベイル先生が中心となってまとめられました。これは情報を伝える時に留意すべきこととして

Setting（面談の場の設定）
Perception（相手がどのくらい認識しているか）
Invitation（どのくらい知りたがっているか）
Knowledge（知識や情報を伝える）
Emotion and Empathy（相手の感情を受け止め、共感を示す）
Strategy and Summary（今後の方針を示す）

という6項目の頭文字をとったものです。

これを日本人に合わせて一部改変したSHAREプロトコールを、当時国立がんセンター東病院におられた内富庸介先生たちが作られました。ちょっと項目を見てみましょうか。

S：Supportive environment（支持的な環境設定）

――プライバシーが保たれた、落ち着いた環境（たとえば、部屋、椅子、患者との距離、医師の服装などに配慮する）と十分な時間を設定する

――患者は信頼できる、なじみのある医師に伝えられることを望んでいるため、初対面で悪い知らせを伝えることは可能な限り避ける

――家族の同席を勧める

H：How to deliver the bad news（悪い知らせをどのように伝えるか）

――正直に、わかりやすく、丁寧に伝える

――患者の納得が得られるように説明をする

――表情や口調をまったく変えずに事務的に伝えることはしない。大げさな感情的な表現や言動を使うことは避ける。断定的な口調で伝えてほしいかどうかなど、患者の意向はさまざまなので、患者の反応を見ながら伝える

――はっきりと伝えるが「がん」という言葉を繰り返し用いない

――言葉は注意深く選択し、適切に婉曲的な表現を用いる

――質問を促し、その質問に答える

A：Additional information（医学的、社会的付加的情報）

――今後の治療方針のみならず患者個人の日常生活への病気の影響などについて話題にする

――患者が相談や関心事を打ち明けることができる雰囲気を作る

——その他、患者の希望があれば代替療法やセカンド・オピニオン、余命などの話題を取り上げる
ＲＥ：Reassurance and Emotional support（安心感と情緒的サポートの提供）
——患者に対して優しさと思いやりを示す
——家族に対しても患者同様配慮する
——患者の希望を維持する
——「一緒に取り組みましょうね」と言葉をかける
——患者に感情表出を促し、患者が感情を表出したら受け止める（例：沈黙、「どのようなお気持ちですか？」、うなずく）

どうでしょうか。みなさんにはあまり違和感がないかもしれませんが、私なんかはこういうのを読むと、「それはそうなんだろうけどさ……」と溜息をつきたくなりますね。

バックマン先生は自分でがんの患者を診ている医者だそうですけど、彼は例外で、大体こういう決まり事みたいなのを作るのは、精神腫瘍の専門家、つまり精神科の先生なんですね。ですから、ご自分で患者に、「あなたはがんだ」とか「もう治らない」とか言う立場ではないのですよ。ただ、我々臨床の医者が患者に向かってそう説明するのをわきで聞いていて、やれお前の話し方は下手だとか、言葉遣いがなっていないとか文句つけるわけですね（笑）。だったらあんたやってくれよ、と私なんかは言いたくなります（苦笑）。もちろん、わきに座ってあれこれ「指導」してくださるのは有難いことなんでしょうけど。これだけでは実際の役にはあまり立ちそうにない。ではどうすればいいのでしょう。

死にゆく患者《ひと》と、どう話すか◉目次

［ブックデザイン］奥定泰之

第1講

がんの告知

——何を伝えてはいけないか

じゃあどうすればいいのか、という、ここからが私の講義の本論です。みなさんは『白い巨塔』を知っていますか。もとは山崎豊子さんの小説で、舞台は昭和38（1963）年、大学病院内の権力闘争や医療訴訟を描いた社会派小説です。何回も映像化されていますが、直近では平成15（2003）年にフジテレビでドラマ化されました。みんなはその時まだ小学校低学年なんですね。じゃあ観てないのか。主役の野心的な外科医・財前五郎を唐沢寿明さん、またその親友にしてライバルの、医者の良心の化身のような内科医・里見脩二を江口洋介さんが演じておられます。唐沢さんと江口さんはみなさんもよくご存じでしょう。

もとは1960年代の話を平成の時代に合わせるために、いろいろな工夫がされました。その一つはがんの告知です。原作の時代はもちろんそんなことは一切行われていなかったのですが、今作ではそれが非常に大きなテーマになっています。私は縁あって、その指導というか監修をやっていました。そこから、こういう、コミュニケーションについてのやり方を、自分も考えながらドラマに具体化していきました。しばらくの間、これを教材とします。

まずは江口さんが演じる里見先生が、末期の胃がん患者に病名告知をする場面です。患者は林田加奈子さん（木村多江）、36歳とまだ若い女性で、製薬企業の営業職、キャリアウーマンですね。最近からだが怠かったのですが無理して働いていたところ、仕事中ふらつきで倒れました。仕事中、ということはつまり病院で倒れたわけで、貧血が強く、すぐ入院、検査の結果、胃に進行がんがあり、そこから出血して貧血になっていました。すでに肺と肝臓に転移が広がっています。また悪いことに、病理検索、つまりがんの組織を調べてみたら、抗がん剤もなかなか効きそうにないので、治療方針は対症療法のみとせざるを得ません。推定での生命予後は2～3ヶ月といったところでしょうか。

さて、ここで担当医である里見先生は、検査の結果と今後の方針を患者に説明しないといけません。

なんのために、ということは言うまでもないようですが、だいたい次の三つに集約されます。

- 患者本人に病状を認識してもらう（今後の生活のためにも）。
- 治療方針（対症療法のみを推奨）の決定、同意を得る。
- 医療者との関係の構築および維持。

加奈子さんは独身で身寄りがいないので、自分のことは完全に自分で分かってもらわないといけないのですね。だけどこの病状説明はきわめて難しい。どうして難しいか。

まず、「がんである」という告知ですが、これはやらないと我々は商売にならない。とくにこの人は全くの素人ではなく、製薬企業の人ですから、薄々はもう気がついている。そして、手術不能で根治不能、「治らない」ことですが、これもなんとか言えます。というより、言わなければ仕方がない。

ただ問題なのは、化学療法つまり抗がん剤も効果が期待できず、積極的な治療法はない、ということを説明しなければならないこと。先ほど私は、「もうこれ以上はやめよう」という、積極的治療の打ち切りを伝えるのが一番辛いと言いました。それがこの状況では、最初に、しかも今まで元気で働いてきた若い患者に言わなければいけない。そして、言いっぱなしで終わり、ではいけなくて、それを伝えた上でなおかつ患者の信頼をつなぎ止めて、関係を維持しなければいけないわけです。そんなことができるのか。

ドラマでは、里見先生が、患者の加奈子さんと、1対1で座って面談をしています。向こう側にレントゲンフィルムがかかっている。以下、シーンを再現しますが、ここでの里見先生は、私だと思ってくださいね。何？　どうしても思えない？（笑）仕方ねえなあ。

加奈子「そう……やっぱり、がんか。（努めて明るく）覚悟はしていたけど、ショックなものね。手術でとれますか？　本当のことを言ってください、先生。私は抗がん剤の営業をしていたのよ。隠しても分かります」
里見「肝臓と肺に転移がみられ、手術で取り除くのは不可能です」
加奈子「じゃあ、抗がん剤は？　治験薬とか」
里見「肝臓の機能に異常がみられ、治験薬は使えません。また、病理検査の結果をみる限り、抗がん剤の効果は、あまり期待できません」
加奈子「（愕然として）あと、……どのくらいですか」
里見「それは分かりません」
加奈子「分からない？　分からないって何よ？　いい加減なこと言わないで。医者なら、データを見ればわかるじゃないの」
里見「人の命は、データで表せないものがありますから」
加奈子「気休め言わないでよ。私は知っているのよ。がんの患者が、どういうふうに死んでいくのかを！（手元の手帳を投げつけ、その場に泣き崩れる）」
里見「（黙って手帳を拾う）」
加奈子「私、……早くに両親を亡くしたの。だから、家族はいません。仕事ばかりしていたから、恋人もいません。ライバルはいても、友達はいません。……里見先生」
里見「はい（身を乗り出す）」
加奈子「私がそうなった時、そばにいてくれますか？　せめて、信頼できる人に看取られて、死にたいんです」

里見「最後まで、私が診ます」

加奈子「(泣き崩れる)」

さてこの病状説明ですが、まずはうまくいったのかどうか、という判定です。患者は、「がんである」ことと、積極的治療法がないことは受け入れたようですね。そして、自分から、「あとどのくらい」と聞くくらいですから、根治不能であり、余命が限られていることも認識してくれたようです。そしてその上で、「自分を看取ってくれ」と頼むくらいですから、医療者への信頼も表明しています。だから当初挙げた面談の目的をすべて達成して、まずはこれ以上ない大成功、と言えるでしょう。

それはいいのですが、問題は、なぜにこんなにうまくいったのか、です。明らかなのは、言葉によるものではない。なぜならば、里見先生の江口さんはここで何を「言ったか」というと、ほとんど「できない」「わからない」しか言ってないんですね。そんなんでどうして患者が納得したかというと、やはり9割を占める「言葉以外」のコミュニケーションで、ということになる。

本来は「白い巨塔」のこのシーンを見ていただくに如くはないのですが、要素を一つひとつチェックしてみましょう。

最初に、SPIKESでもSHAREでも第一に挙げられている「場の設定」です。まず、面談のために里見先生は加奈子さんを、大部屋から個室に呼び出しています。そこでないとレントゲン写真などを見せられない、などということは二次的な意味しかありません。むしろそんなのは患者を呼び出す口実に使うくらいです。個室の意味は、プライバシーの保護と、感情を表出させるためです。つまり、大部屋で、仮にカーテンで仕切ってあったとしても、隣のベッドの婆さんが聞き耳立てているような状況では、安心して話せないのです。

それから、椅子と机を使って、座って話をしています。我々は患者さんとよく立ち話をしてしまいますが、大事な話はそれでやってはいけない。たとえばみなさんはここで座って私の話を聞いていますが、これが教室の隅で立っていて聞いているのなら、私の視線がそれた隙にすっといなくなることが、そんなに抵抗なくできます。一方、ここで座っているあなたは、こいつの話はつまんないなと思っても、立ち上がって教室を出ていくには相当いい根性していないとできない（笑）。

だから、立ち話だと、いつこの医者はすっといなくなるかと、相手は、気が気でなくなるんですね。座って話すということは、私はしばらく、あなたのために時間を割くつもりである、簡単には席を立たないという意思表示になる。桂米朝さんという上方落語で人間国宝となった大名人は、一番消えにくいのは座布団の上に座っていること、その次は椅子に座っていることで、立って聞いている人間はすぐにいなくなると喝破しています。

だから、ベッドサイドで話をする時にも、極力座った方がいい。よく、看護師さんなどが、ベッドのわきにしゃがんで患者さんと目線を合わせようとしていますが、あれでは「無理な姿勢」ととられてしまいますので、椅子に座った方がはるかにベターです。30秒でも1分でも、椅子に座っての話は「落ち着いて聞く」という雰囲気を作ることができます。

だから、患者さんのベッドのわきには、丸椅子でもパイプ椅子でもいいから、腰かけるところがあった方がよい。SPIKESを作ったバックマン先生は、どうしてもなければ、患者に断ったうえで、ベッドに腰を掛けろと言っています。ついでに言うと、その丸椅子の上に、患者さんの荷物なんかがあったらどうするか。「ちょっといいですか」と言って、どけてもらうのです。経験上、これを嫌がる患者は、まずいません。非常に感謝されます。

その次。この面談の前に、加奈子さんが窓の外のイルミネーションを眺めているところを里見先生が呼びに来る、というシーンがあって、これは夜のことなのです。これがなぜ重要かというと、他にdutyがなくて、呼び出しがかからないこと。大事な、深刻な話をしている時に、邪魔が入らないようにということですね。

もう一つ、うっかりしがちですが、レントゲンの位置。レントゲンにはがんが映っているわけですよね。これが医者の後ろにあって、患者と医者とレントゲンが一直線上に並ぶと、患者さんからみると医者とがんが一緒になって襲ってくるように思えてしまうのだそうです。

バックマン先生は、「人間は、悪い知らせをもたらす者を、悪い知らせと同一視する傾向がある」と言っています。つまり悪い知らせを告げる医者が、がんと同じになって、がんになったのはこいつのせいだ、みたいな感じになりかねないというのですね。このシーンでは、医者と患者が向き合って、レントゲンはわきにある。だから医者と患者が手を取り合ってがんと対峙する、という構図になるのです。フジテレビがここまで考えて作ったとすれば、凄いと思いませんか？　テレビ屋さんたちもなかなか大したものです。

「場の設定」だけでもこれだけの要素があります。次に、態度や話し方、も重要です。最初このシーンでは、里見先生役の江口さんはなかなか落ち着かなくて、カルテをめくったり、レントゲンをキョロキョロ見たりしていました。私はわきから、この状況は、すでに「がん」の病名を告げてしまって、つまりは言うことを言った後なのだから、基本的には患者から目を逸らすな、レントゲンを見るのはこのタイミングのここだけ、と指導しました。役者さんは偉いもので、それでこの堂々たる演技になるんですね。

このシーンで、里見先生は落ち着かない印象を全く与えず、かつ事務的な感じにもなっていません。基本は患者との eye contact の保持ができているからです。撮り終わった後で私は思わず、「うわ、カッコいいなあ。明日から俺もこれでやろう」と口走り、連れて行ったナースとプロデューサーに大笑いされました。そこの君ね、君までそんなにゲラゲラ笑わないでよろしい。

それから話し方ですね。これが早いとどうしても冷たく、事務的な感じになる。ただしよく聞いてみると、里見先生の話すスピードは、そんなにゆっくりではありません。しかし言葉と言葉の間合いを十分にとっているから、ゆっくり丁寧に聞こえるんです。これは大事なことで、私は非常に早口で、これはおそらく一生直りませんから、努めてインターバルをとることにより、印象を和らげる必要があります。

また、一方的に突き放さないのはもちろんですが、過度に楽観的なことも言ってませんね。こういう重苦しい状況では、医者も逃げたくなって、そういう希望的観測みたいなことを述べたくなるものですが、下手にやると後で祟ります。

何よりここで大切なことは、安易に励まさないこと。具体的には、「頑張れ」と言わないことです。最初に私がもらった脚本では、里見先生は患者に対して「頑張れ頑張れ」のオンパレードでした。私が「絶対にこれはない。ここで頑張れという医者は、無能で、無神経で、無責任だ」と主張し、変更してもらいました。プロデューサーははじめのうちは半信半疑でしたが、私だけでなく、もう一人、外科側の医療監修をしていた先生も「ここで頑張れ、は絶対ない」と断言してくれましたので、向こうも納得したようです。ただプロデューサーは、「それだったら、ここで言えるセリフなんてありませんよ」と嘆いてましたね。「言えるセリフがなければ、黙っていればいい」と二人して強硬に突っぱねてできたのが、この名場面です（笑）。

この他にも注目すべき要素はあります。患者の言うことを傾聴する。途中から、加奈子さんは自分の身の上話みたいなことを始めていますが、それを、「関係ないだろう」と遮ったりしない。また、気のすむまで言わせ、泣かせて、時間を区切って切り上げようとしたりしない。まあもちろん相手によってさまざまで、放っておくと関係のないことを延々としゃべるような人もいますが、そういうのと、この場面の患者さんのように最終的には話の辻褄があう「まともな」人とは、話させてみないとわからないというのが辛いところです。

これに関連して、ですが、途中で加奈子さんは「私は抗がん剤の営業をしてるから云々」、と、素人とは違うんだと主張しているところがありますね。こういうのは結構あることで、極端な場合、「娘の親友がナースで」なんて言い出す患者や家族もいます。関係ないだろ、そんなの（笑）。しかし、だからどうだというわけではないことでも、相手のプライドに配慮しておく、もしくは配慮したフリをしておくのが重要です。

多くの場合、そうはいっても患者も、その頼りにする人も、実際のところは素人と変わらないレベルですから、専門用語を使ってもいちいち解説をしなければいけないのは同じです。ただその時に「素人さんへの説明みたいでごめんなさい」と一言入れておく。こうすれば、患者さん自身が「専門知識がある」と嘯く場合でも引っ込みがつかなくなって困ることもないし、たとえば「娘さんの友達の看護師さん」が駆り出されて同席したような時も、その人は顔が立ちます。

ついでながら、相手が、つまり患者が医者である場合は要注意です。これは向こうが「知っているから」というより、「知らないから」危ない、ということが多いんですけどね（笑）。私は、患者さんが医者であれば、何々さん、と呼ばず、何々先生、と言っています。これは、私自身が患者になった時、自分よりも先輩のドクターに「國頭君」とか言われるのは全然ＯＫですが、年下の医者やナースには「國頭先生」と言ってほしいと考えるからです。そんなことにこだわるのは馬鹿げている、嫌らしい俗物根性だ、と思うかもしれませんが、その通りです。だけど今は、そういうあほらしい考えを糾弾して正すことが目的ではない、ということはお分かりでしょう。関係をスムーズにするために、そういう言い方にしておく。

みなさんはオウム真理教が地下鉄でサリンを撒いたという事件をご存知でしょうか。あの実行犯の一人に、林郁夫という医者がいました。最初はガチガチの確信犯で口を割らなかったのですが、検察官に偉いのがいて、「林先生」と呼びかけたそうですね。そこから彼は心を開き、ついには完全に白状した。繰り返しますが、バカバカしいといえばバカバカしい。だけど特に医者は、そういう嫌らしくもバカバカしい習性をもっているのです（笑）。善いとか悪いとかではなく、それを頭に入れた上で、こちらがいかにして「スキル」に応用するか、が大事なのです。

＊

私はこの『白い巨塔』を監修してから、これは我々医療者にも非常に参考になる、と思い、いろんなところでこのコミュニケーション論講義の題材に使ってきました。そのうちに、いくつか質問やご意見を受けるようになりましたので、代表的なものを取り上げてさらに検討したいと思います。

まずは、面接時に医師が若い女性と二人きりになってもいいのか、という疑問が出されました。これは患者さんが綺麗な女性であるということまで考えるといろいろややこしくなりますので、一般論として、医者と患者だけの面談が適切かという話にします。

こういうシビアな状況では、患者側には家族など、患者を支えてくれる人を呼ぶべきです。家族がいなければ恋人や親しい友人などの場合もあります。いわゆるキーパーソンと称される人ですね。一人でこの深刻な事態を受け止めるのはいかにも辛い。しかしこのシーンでは、患者には家族はおろか恋人も友人もいない、という身も蓋もない設定になっていますからこちらは仕方がない。

一方、医療者側としても、主治医一人ではなくて、病棟のナースや研修医などの他の医者を同席させた方がいいのではないかという意見があります。これはその通りなのですが、気をつけねばならないことがあります。

さきほどの、日本でＳＨＡＲＥプロトコールを作られた内富先生たちが、国立がん研究センター東病院で外来患者さんからとったアンケート結果があります〔Fujimori M, et al. Psychooncology 2007;16:573-581. PMID:16998948〕。それによると、そういう面談の際に、他の医療者（主治医以外の医師や看護師など）を同席させることを望むかとの問いに、「望む」が35・2％、「望まない」が64・8％だったそうです。

この結果を見て、東病院の看護師さんはみんなガッカリしちゃったそうです。３分の２の患者さんが、面談の時に、ナースなどはそばにいてくれるなと「希望」しているということです。

どうしてこんなことになるのか。日本では主治医がすべてなんですね。主治医の先生が患者の面倒を全部みるのだ、少なくとも患者さんはそういう感覚でいる。だから下手をすると、同席する看護師さんなどに対して、「私は今から先生と、大事な、命にかかわる話をするのに、あなた、なにそこで立ち聞きしてるのよ」ってなことになってしまうらしい。

これも、さっきと同じことで、それを善いの悪いのと言っても仕方がないことです。けれども本来はやはり看護師さんも面談に入った方がよいと、私も思います。これに対して、内富先生は、面談に入る時に、「これからの治療のこともありますので、一緒に聞かせていただいていいですか」、と看護師さんから患者に聞け、とおっしゃっています。私は、そこまで言わなくても、ただ「一緒に聞かせてください」でも十分じゃないかと思います。それで普通の人は、すぐ気がつきます。そうだよな、主治医が方針を決めるとかなんとか言っても、ベタに自分に張り付いてくれているわけではなし、いつも自分を見てくれているのは看護師さんなんだと。

しかしそういう一言をかけないと、「あんた、なに？」という感じになりかねない。これは頭に入れておくべきことでしょう。

次は、最後の里見先生のセリフ、「最後まで私が診ます」についてです。どういう意見かというと、「嘘ォつけ」、ということです（苦笑）。当時、私は築地の国立がんセンターにいましたが、まあがんセンターというのは「最後まで診ない」ので悪名高いところなんですね。患者が悪くなるとホスピスとか地元の病院とかに送ってしまう。これは今でもそうです。だいたい、世の中の病院の先生たちは、そういうがんセンターの勝手な振る舞いで末期の患者を押し付けられたりした経験が二度や三度はあって、恨みがあります（笑）。だから、「お前が言うな」ということになる。

実際、このドラマでもそうなんですね。この後、里見先生の上司の鵜飼教授という嫌らしいおっさんが出てきて、「こんな、何もできない患者なんて大学病院に置いていても仕方がないから、早く転院させてしまえ」とネチネチ責め立て、結局追い出してしまう。

残念ながらそういうシステムをどうこうするということは、すぐにはできません。ではどうするか。転院させる時、私はできるだけ自分で先方の病院に電話して、「これこれこういう患者さんで、よろしくお願いします」と頼んでおきます。そしてそれを患者さんと家族に伝える。「よく知っている先生で、ちゃんと頼んでおきましたから大丈夫です」って。「よく知っている」とは言いながら、さっき初めて電話した、ということもあるんですけど（笑）、その辺は勘弁してもらう。

あと、「もし何かあったら、私に、できれば先方の担当医の先生を通しての方がありがたいですけど、ご連絡ください」と伝えておく。向こうの邪魔にはならないようにしなければいけませんが、万一何かがあった時には私が責任をもって対処する、と言っておくのですね。それで実際にその後患者や家族から何か言ってこられた、ということは、経験上、10人に1人もいません。だからそんなに手間が増えることにはならない。

転院したらしたで、向こうの病院もちゃんと診てくれるんですよね。というか、そういうところを転院先としてこっちも選んでいるわけですから大抵は大丈夫です。だけど患者は「違う病院」、どうかすると「初めての病院」だから心配になるのはもっともで、そこのところを、引き継ぎはちゃんとやった、それでも何かあったら連絡をくれ、と伝えておく。それで行ったらやっぱり大丈夫だった、ということになるんですね。

先のアンケートによると、96・6％の患者が「主治医として責任をもつ」ということを伝えてほしい、と答えています。我々にできることはこのくらいで、「たったこれしき」という感じもするのですが、それでも患者からすると気分的にだいぶ違うようです。

第三の質問は、これが一番多かったのですが、「頑張れ、と言ってはいけないのか」というものです。つまりは、みんな、患者さんに「頑張れ」と言ってしまっているのですね。これに関しては、「白い巨塔」に、その答になるシーンがあります。

その後、里見先生とその部下の医局員・竹内雄太先生（佐々木蔵之介）が患者さんの治療にあたります。患者の加奈子さんはふてくされたような感じでいる。モルヒネの量を調整しようという里見先生に、加奈子さんは、「面倒かけてすみませんね」と言い放つ。「死んでいくだけの患者なんて、お医者さんにとってはなんのメリットもないのにね」と。そこで竹内先生は思わず、「そんなこと言わずに、頑張りましょう、ね」と声をかける。

加奈子　「頑張る？」

竹内「（しまったという表情）」

加奈子「何を頑張ればいいのよ。もう、手術もダメ、抗がん剤もダメ、一体、どうしろというのよ！」

里見「頑張らなくていいですよ。頑張らず、一日一日を大切に生きてください」

加奈子「（目を合わさない）」

つまりはそういうことなのですね。竹内先生は、頑張れという一言で、完全に地雷を踏んでしまった。里見先生は必死でフォローしようとしていますが、フォローしきれていない。

どうしてフォローできないかというと、この場合、「何を頑張ればいいんだ、これ以上どうしろと言うのだ！」とブチ切れる患者の方が、感覚的に、だけではなくて、論理的にも正しいわけです。まことにおっしゃる通り。さすがに竹内先生も瞬時にそれを悟ったため、患者から具体的な叱責を受ける前にバツの悪い顔になっているのです。

私は、頑張れ頑張れと連発する人間は、馬鹿だと思います。少なくとも馬鹿に見えます。よく労働組合の集会や、選挙の出陣式なんかで、みんなが拳を突き出して、「頑張ろう、オー」とかやっていますが、馬鹿丸出しですよね（苦笑）。いい大人が何やってるんでしょうか。

この「頑張れ」という言葉は、非常に危険であり、使わない方が無難です。ぎりぎり「頑張っている」人に対して失礼であり、緊張の糸を切ることになりかねない。もしかしたら私なんかよりもずっと言葉を使うのが上手い人は、「頑張れ」も使いこなせるのかもしれませんが、私は怖くてできません。また、日本語は豊富ですから、この言葉なしでもやっていけます。もしやっていけないという人がいたら、日本語をきちんと勉強すべきです。

ではどうしたらいいか、ですが、1例を挙げます。人間は、期限を区切って目標を設定すると耐えやすいと言われています。ですから、たとえば、抗がん剤で吐きまくっている患者に、「あと3日で必ず良くなる」と伝える。また、ペインコントロール不十分の患者に、「48時間経過して改善しなければこれこれを変更もしくは追加する」とか、「ペインコントロールがついたら次の1週間で外泊できるようこれこれを試してみる」というふうに話す。

我々は3日もすれば吐き気は収まる、と知っていますが、患者は初めてだからそんなこと分からない。未来永劫続くような感じになる。そこで「頑張れ」とか言われてもなあ、ですよ。3日と区切ればそれまでの辛抱、ということになります。

じゃあ3日経っても良くならなかったらどうするか、ですが、その時に言い訳を考えます。だからこの場合、「3日」という期限は、出まかせではいけません。オオカミ少年になって、いっぺんに信用を失くします。医学的に根拠があるものでなければならない。言っていることが8割方当たれば、たまに外れても、患者さんは許してくれます。許してくれなくても、言い訳くらいは聞いてくれる、ということになります。

続いて第四の質問ですが、他にdutyのない時間に面談を設定する、ということはつまり、勤務時間外にやる、ということですよね。そんなのかなわん、という指摘も受けました。まあ確かにそうなのですが、そうしなかったためにうまくいかないということもあり得る、という例を見ていきましょう。

患者さんは48歳の男性で、大酒家のヘビースモーカーです。生来健康でしたが食べ物がつかえるという症状があり、奥さんが病院に引っ張ってきました。里見先生が調べたところ食道がんで、しかし幸い転移はなさそうであり、外科手術で治る可能性が高いと診断されました。ここで登場するのが、里見先生の親友である外科の財前五郎助教授、『白い巨塔』の主役ですね。財前は有能だが傲慢であるという設定です。医局員の柳原先生（伊藤英明）と一緒に面談に臨みます。

患者は中年のおじさんで佐々木庸平。威勢は良いのですが気は小さいんですね。田山涼成さんが演じておられました。

佐々木さんが「どう切るんですか」とおずおずと尋ねると、財前先生はこともなげにこう言います。「食道がんの手術は普通、のど、胸、お腹の3か所を切りますが、大したことはありません」。これだけで患者はおびえますね。

患者の妻・佐々木よし江（かたせ梨乃）が見かねて「あの……」と聞きかけると、財前先生のＰＨＳが鳴ります。「財前先生。東教授（財前の上司）がお呼びです」「分かった」と言ってＰＨＳを切った財前は、「あとは彼が説明します」といかにも頼りなさげな柳原先生にカルテを渡し、「失礼します」と一礼して出て行ってしまいます。

もちろんこれは論外です。こういう場合は、相手が教授であろうと院長であろうと、「今、面談中です」と言ってそのままＰＨＳを切るのが当然です。しかし、医者のＰＨＳというのは、つまらんことでピーピーよく鳴るんですよ。30秒おきに立て続けに3、4回鳴らされるなんて日常茶飯事です。中には「すみません間違えました」というものまである（笑）。その度に「面談中です」と切っても、肝心の面談はぶつ切りにされて、患者さんや家族はすっかり白けてしまいます。

ここでよく言われるのが、「先生もお忙しいようですから」というセリフですね。これが向こうから出ると、私は頭を抱えてしまいます。これって、「今日は話にならないですね」と言われるのと同じことですから。

ではどうすればいいか。内富先生は、面談の前にＰＨＳを誰かに預けておけばいいとかおっしゃっています。しかし普通の病院で、同僚のＰＨＳまで預かるような暇な医者はそうそういない。だからめんどくさくてもかったるくても、本当に重要な面談はそういう呼び出しがない時、もしくはPHSをはじめから切っていても許される時間外にやるしかないんじゃないかと、私は思っています。

ついでに言っておきますが、さっき言ったように、基本的にはこういう面談に看護師さんも同席した方が望ましいのは間違いない。ところが時々、看護師さんのPHSが鳴って部屋の外に出たりまた入ったり、もしくは部屋の外から同僚ナースが何か用事があってごちゃごちゃ聞いたりすることがあります。こういう時、私は「悪いけど出て行ってくれないか」と頼みます。そして面談の後でナースステーションに戻り、「ふざけるなバカ野郎」と怒鳴ったりすることもあります。顰蹙を買いますが、私が悪いんですか（苦笑）？　だから本音を言うと、私は面談にナースが入ると、かえって心配になることもあります。よく分かっている看護師さんならいいですけどね。

さてそういうことは余談として、こういうことがあると、患者はなかなか言うことを聞いてくれません。ドラマでも柳原先生が情けない顔をして、「患者さんが手術の同意書にサインをくれなくて」と財前先生に泣きついてきました。もう一度面談をやる羽目になります。このシーンも本来ならば見ていただくのが一番なのですが、財前先生は患者と家族の前に仁王立ちして説明にかかります。

佐々木よし江「あの、切らずに何とかならないものでしょうか。知り合いのお医者さんから、抗がん剤と放射線で治療する方法もあるって」

財前「手術以外の方法だとリンパ節転移の制御が不確実で、局所再発率が高くなります。レントゲンにある通り、がんはたかだか筋層止まりです。手術による切除がベストです」

佐々木庸平「（呟くように）そんな難しいこと言われてもね……」

財前「（カチンときて）では端的に申し上げます。助かりたいのなら、手術をする以外にない、ということです」

このシーンを、一番最初の里見先生と加奈子さんのシーンと対比してみれば違いがよく分かります。財前先生は上から目線になっている。これは別に患者を見下そうとしているのではなく、突っ立てるからどうしてもそうなるんですね。ではどうして立っているのか。俺は忙しいんだよ、他に仕事がいっぱいあるんだよ、いちいちこんなのにつきあって時間を割いていられないんだよ、というのがバレバレですね。忙しいのは本当でも、こうも態度をあからさまにしてはいけません。

あと、佐々木さんが呟く「そんな難しいこと言われても」というセリフ。我々からするとそんな大層なことを言っているわけではないと思うのですが、相手は素人ですからね、めちゃくちゃ難しく感じるのでしょう。こういう専門用語の扱いについてはまたいずれお話しします。

こういう面談は、こうして見るとひどいなあとみなさんも感じるでしょう。こんなのは現実離れした、戯画化したものだと思われるかもしれません。だけど賭けてもいいですけれど、今日もたぶん、日赤のどこかで誰かがこれをやっています（笑）。間違いなく私もずっとやっていました。今はこうして、みなさんに偉そうな顔して講義しているくらいですから、かなり気を付けているつもりですが、絶対にやっていないかと聞かれると、自信はありません。これを完全に防ぐのはなかなか困難ですが、まずは「座って話す」癖をつけることだと思います。

第2講

インフォームドコンセント

——医者というやっかいなパターナリズム的存在

私ばかりしゃべっていても面白くないので、今回はみなさんにも考えてもらいましょう。その前に基礎知識を一つ二つ整理しておきます。

「パターナリズム」という言葉を聞いたことがあるでしょうか。父親的温情主義という長ったらしい訳語がつけられています。患者や家族は素人で、どうせ分からないのだから、治療方針なんかは医者がみんな決めてやるべきだ、という考え方ですね。これは別に、患者を蔑ろにしているわけではありません。「温情主義」という名前がついているくらいですから、あくまでも患者さんのためを思っているわけです。これは医学の祖といわれるギリシャのヒポクラテス以来、医者の伝統でした。

最近強調されている、「インフォームドコンセント」、つまり患者本人にきちんと説明して、納得してもらった上で、治療などに同意をもらう、それからでないと診療行為はしてはならない、という考え方と対極にあります。パターナリズムでは、同意はおろか、説明さえも不要であるとされています。つまり、相手は予防注射が嫌だと駄々をこねる子どもみたいなものだ。同意をとる必要もないし、どころか、説明したって仕方がない。騙してでも脅してでも、やってしまうのが患者のためである、というものです。

いかに「患者のため」とは言いながら、患者を駄々っ子扱いしているのですから、少なくとも下に見ていることは間違いありません。だからいまどきこんなのは流行らない。やっぱりちゃんとインフォームドコンセントを、というのが今の支配的な考えです。ただこうなったのはせいぜいここ数十年のことであって、その前の数千年はパターナリズムが医者の大原則でありました。

さてここでまた『白い巨塔』の1シーンで考えてみます。患者さんは32歳の女性で、早期胃がんが見つかってその精密検査をしていましたが、注意深い里見先生は、胃がんのほかに、膵臓がんも隠れていることを見つけました。膵臓がんは発見が遅れて治療不能になることも多いのですが、幸いこの患者では転移はなさそうで、手術をすれば、とくに財前五郎のような名医が執刀すれば、治る可能性が高いと思われます。

ただ患者は家族ともども神経質で、かつ、理解力があまり良好ではありません。複雑な病態の診断に手間取ってしまい、面談の機会をとらえ損ねて、里見は病名について患者にも家族にも告げていません。何も分からないまま検査が続くのですから、患者は当然、不安が増しています。

何はともあれ手術をすれば治る、というメドが立ったところで、里見先生は財前に診療を依頼します。その際、まだ病名は告げていないから慎重にやってくれ、と頼んでいます。

ところが財前先生は、診察後、患者と夫に、「がんですね」とあっさり告知します。「ごく初期の胃がんと、膵臓がんを併発しています」。さらに「良かったですね」と追い打ちをかけます。気色ばむ夫に対し、財前先生はこう言います。「里見先生のおかげで、早期に発見することができました。膵臓がんは診断が難しく、手遅れになることが多いのです。あなたは幸運です」。

がんなどと思いもよらなかった患者は、手術という言葉にびっくりし、おびえますが、財前先生は「私が手術しますから大丈夫です。保証します」と言い切り、患者と夫に、「よろしくお願いします」と言わせて意気揚々と引き揚げます。わきで愕然としてこのやりとりを聞いていた里見先生は「おい、財前」と、彼の部屋まで追いかけていきます。ここでの財前先生と里見先生のやりとりです。

里見「どういうつもりだ。あれほど告知は慎重にしてくれと頼んでおいたじゃないか」

財前「慎重に考えて告知したつもりだ。治癒しうるがんだ。もう告知を渋る時代じゃないよ」

里見「それは外科医の傲慢だ。人間は悪いところを切り取ればよいというものじゃない。患者の持つ不安や恐怖にもアプローチしなければ、正しい医療とはいえない。それに……」

財前「それに？」

里見「なぜ絶対に大丈夫と断言した。転移が分からない段階で、無責任じゃないか」

財前「転移の可能性は非常に低い。そもそも、治せないかもしれない、なんて言う医者に、自分の命を預ける患者がいるのか。現に、あの患者は病名を受け容れた上で、手術を受ける勇気を持てたじゃないか。インフォームドコンセントだなんだと専門的な用語を並べて媚を売るより、絶対に大丈夫という一言が患者を納得させるんだ」

里見「……医者は神様じゃない。患者と同じ人間だ」

ここで、財前先生の展開する論理が、パターナリズムそのものであるのはお分かりでしょう。このシーンは平成版『白い巨塔』の第1回から採ったもので、ここで里見先生が言う「医者は神様じゃない。患者と同じ人間だ」というのが、全篇を貫くテーマです。

だけどその割に、このシーンに限っては、唐沢さんの方がカッコいい。いや別に、どっちがカッコいいという問題ではないですね、好みですから（笑）。そうではなく、財前の言うことの方が説得力があるように思えてしまいます。それはみなさんも感じるでしょう。

どうしてそうなるのか。解答を先に言ってしまえば、両方とも正しくて、両方とも間違っているからです。ここでみなさんに考えてもらいたい。

あなたが財前だったとして、①なぜうまくいったのか。もっと大事なことは②この後、どうやっていくべきか。そしてあなたが里見だったとして、①なぜ財前を説得できなかったのか。そして、これもより重要なこととして、②この後、どうフォローしていくべきか。

これを考えてきてください。

13人いますから、財前の立場と、里見の立場で、2グループに分かれましょうか。財前の立場は8人ですか。里見先生の立場は5人ですね。まあどっちが答えやすいとかいうものでもないでしょうから（笑）、このままで結構です。

さて考えて来ましたか。まずは里見側の5人の学生さんに聞いてみましょう。①はなぜ財前を説得できなかったのか、そして②として、これからどうしていくか、ですね、手術はうまく行ったとして、この患者はそれでも一定の再発のリスクがあります。そうですね、3割くらいとしましょうか。それを念頭において、今後この患者と財前を、どうフォローしていったらよいのでしょう。

石上
まず①は、里見自身が財前の論理に納得してしまった、ということではないかと思います。そして、②は、再発については、手術が終わった後で、財前から患者に伝えさせるようにします。（もし財前がそれを渋ったら？）じゃあ自分で患者に言うかな。

こういう場合、術後フォローは外科がしますから、いくら最初に診たのが自分だからといっても、担当医の意向に反して患者や家族に話をしてしまうのは必ずしも良いことではありません。担当医と患者の仲を裂くというか、信頼関係を損ねることになりかねませんのでね。

今井
①は、患者が納得してしまったからそれ以上はもう言えなくなってしまった、ということではないか

と思います。②について、再発のリスクは術後のフォローの際に、伝えた方がよいと思います。基本的には財前に伝えさせると思います。

確かに財前は力技で患者を納得させてしまいましたが、さしあたり医療者の目的としてはこの患者をきちんと治療することで、それは達成されてしまったわけですね。だけど後々のことまで考えて、というわけではないのが欠点ですよね。

相良

①は、自分と財前の見解の相違について、事前につめていなかったのだから仕方がないと思います。
②は、術後に、再発のリスクを、財前に伝えさせるべきと思います。

この2人は同級生ですから、上下関係はない。そうすると、事前に、具体的にああしろこうしろとはなかなか言えないですね。自分が上なら「指示」することもできるし、下なら「どういうふうに話をされますか」と尋ねることもできたかもしれませんが。だから、②についても、今井さんもそうですが、財前に「伝えさせる」とかなんとか、「指図する」のも難しいでしょうね。

成田

①は、財前とは友達で気心も知れているので、いったん主張したことは撤回などする人間ではない、ということを知っていて、諦めたのではないでしょうか。②は、念押しとして、手術の前に、再発のリスクを、財前から患者に伝えさせるべきだと思います。

確かに里見先生の最後のセリフは、諦めが入っているようにも聞こえる（笑）。さて②については、本来ならこれが正解です。つまり、手術にはそれなりのデメリットもあるし、必ずうまくいくわけではない、ということは理解させておかないといけない。ただ、この場面で、財前がそれに同意するかというと、しないでしょうね（苦笑）。せっかく手術に前向きな姿勢になったのに、またごちゃごちゃと悩ませるだけではないか、それで結局、ビビッてやめてしまったら治るものも治らなくなるではないかと。パターナリズムの観点からすると「望ましくない」結果を招きかねないということになります。

村野

①は、財前のやったことで、確かに患者は手術する気になっているわけだし、結果オーライなので、何も言えなくなってしまったということでしょうか。②については、何割とか何十パーセントとかいうような数字を出さず、説明した方がいいと思います。説明は財前にさせた方がいいと思います。

やはり本人の選択が、里見から見ても医学的には「正しい」ものである、というのが強く言えなかった理由ということですね。さてここで数字を出さずに、というのは、「リスクはあるけど大丈夫だ」ということを伝えたいということですよね。今までの議論での妥協点として、なかなか考えていますが、そううまくいくかなあ（笑）。

それでは財前側の8人の答も聞いて、あとで全体のまとめをします。財前側への質問は①なぜうまくいったのか、②この後どうやっていくべきか、ですね。②については、さっきと同じように、手術はうまくいったものとして、という前提でいきましょう。

柏崎

①は、病気の情報を小出しにせず、一気に全体像を呈示したことと、堂々とした態度で説明したことが、患者の説得につながったのだと思います。②は、術前は再発のリスクを言いませんが、術後は患者から聞かれなくても再発リスクを説明しておくべきだと思います。

下田

①は態度でもって押し切ってしまったのであって、財前自身が「慎重に考えた上での告知」ではないと思います。②はやはり、患者から聞かれなくても、術後には再発のリスクを説明すべきだと思います。

お二人とも説明の際の態度が大事だと指摘していて、それはその通りだと思います。やっぱりこちらが自信なさそうだと、相手も信用しませんよね。下田さんは、財前は「慎重に考えてはいなかったのではないか」と言ってますが、私は、これは彼の計算ずくの行動だったと思いますね。多少、里見の鼻を明かしてやれというところもあったでしょう。

高見沢

①は、やはり一気に宣告してそのまま「治る」と約束したのが成功したのだと思います。②は、術前には再発云々のことは言わず、術後フォローの時に、患者から聞かれたら説明すると思います。聞かれなかったらこちらからは言いません。

中嶋
①は、患者家族の理解度をみて、そのニーズに合わせた説明をしたのがうまくいった原因と思います。
②は、術前に再発のリスクを説明しておくべきではないかと思います。

お二人は、患者や家族の聞きたいこと、つまり「治るのだ」ということを聞かせてやったことが成功の原因と分析しています。そうするともちろん、もっと厳しい病態ではこの手は使えないことになりますが、それはその時に考えればいいということにもなります。ただ、中嶋さんの考えだと、財前はある意味、相手を見くびっていることにもなりますね。それは事実なのでしょう。

今後の方針については見解が分かれました。中嶋さんの「術前に再発のことも説明」というのは、一見矛盾するようですが、逆に、相手を説き伏せてしまったのだから、そのまま言ってしまえという理屈も成り立ちます。財前だったら、再発のことを説明しても、「だけど俺がやるから大丈夫」とか言ってしまうかもしれないし（笑）。

全然関係のない話ですが、消費税を上げるのは、小泉政権の時がチャンスだったという人がいます。小泉純一郎という首相は、何やったのかよく分からないのですが、なぜか支持率だけはやたら高かった。増税なんていう不人気な政策は、人気のある政権でどさくさにまぎれてやってしまえばよかった、というのですね。これも国民を「見くびった」議論ではありますが、私はまんざら間違ってばかりとは思いません。

福田
①は、相手が権威に弱いことを見抜き、自分の自信を見せつけて乗り切ったのだと思います。②は、

術後のフォローでも、再発のリスクは言わないと思います。というか、今更言えないんじゃないかと思って（笑）。

②について、「説明しない」という意見が初めて出ました。まあまともに考えると、「絶対に大丈夫」と言った手前、今更言えない、というのは我々凡人の感覚ではそうなりますね（笑）。

伏見

①はやはり、相手の理解度をみて、高圧的に出て押し切ってしまったのだと思います。ですけど、後々のことを考えると、②は再発の可能性は術前に説明しておくべきではないでしょうか。

吉田

①は、成功した要因は話し方や態度がその場にふさわしかったこと、また情報をコントロールして、必要最小限のことしか説明しなかったことだと思います。②は患者から聞かれなくても、術前のうちに、再発のリスクは伝えておくべきだと思います。

一方お二人は、あの場は態度で乗り切ったのですが、やはり「後のことを考えると」、伝えておいた方がいいかな、と心配になってくるということですね。もっともなことですが、パターナリズムの観点からすると、ちょっと不徹底になりますね。

パターナリズムとは本来、「患者のための温情」なのですから、医者の側の不安は二の次で、とにかく患者に余計な心配をさせないように、ということを優先します。ではそもそもがんと言わない方がいいのでは、ということになりますが、このご時世ではさすがにそれを伝えないと手術を受けてくれないでしょう。

渡辺

①の成功の要素は、はっきり言い切ったことではないでしょうか。里見はその前に、はっきり言っていなかったので。②は、再発のリスクは話さないと思います。

みなさん、財前の成功の原因は、告知の際の態度であったということは押さえていると思います。ではなぜ、最後に渡辺さんが指摘したように、里見にこれができなかったのか。もちろん性格的なこともあるのでしょうが、やはり出て来た順番というか、その時の状況が違うんですね。

柏崎さんが「全体像を一気に呈示した」、吉田さんが「情報をコントロールして出した」と指摘していますが、財前が説明した時には、すでに里見が苦労して情報を大体集めて整理してくれていたわけです。だから「全体像を呈示」することも、「コントロール」することもできた。里見が検査を続けていた時は、ああでもない、こうでもないという段階で、おそらくは結果的に無関係なこともやっていた。だから途中で説明しようと思っても、まとまっていないことをあの理解の悪そうな患者家族に話しても混乱を招くだけだ、ということになるのですね。

医者の世界では、「後から出て来る医者が名医だ」という大原則があります。理由はお分かりでしょう。情報が多くなり、かつ整理されているからです。セカンドオピニオンを聞いたら、非常にすっきりした、理解ができた、というのもこのためです。マスコミは馬鹿だからそういうことを分かろうとしませんが、つまりは後出しジャンケンなのですよ。

財前の非凡なところは、その自分の有利な立場を最大限に利用して、患者と家族を説得してしまったところですね。ついでに言うと、「里見先生のおかげで」というのは、財前の本心でもありましょうが、医者の世界での仁義です。みな、「後出しジャンケンの法則」を知っていますから、先に苦労したドクターの功績は、きちんと評価しないといけないのですね。

さてそれで、問題は②の今後どうするのかについてです。正解は、ありません（笑）。おかしいですか？ それはそうでしょ。世の中のことって、正解があるとは限らないのが当然ですよ。

まとめましょう。再発のリスクはある。あるけれども高くない。ここで、それを患者にも十分かってもらって、納得して手術を受け、外来にも通ってもらうというのは理想論です。だけど再発のリスクがあるかと思えば、患者は心配でたまらなくなる。

一度がんになった患者さんは、何かあればすぐに再発じゃないか、また別のがんができたんじゃないかと気になる。これは人情として当然で、私の患者さんも多かれ少なかれその傾向があります。中にはノイローゼになってしまう人もいる。がんノイローゼは珍しいことではありませんが、なかでも一度本物のがんになっちゃった人のがんノイローゼというのは、すさまじいものがあります。

だから「完全に治った気でいる」方が患者のためにはハッピーである。そのまま7割は治ってしまうのだったら、そっちの方がいいんじゃないか。それで済ませてしまった方が患者のためではないか。だから言いにくい「再発のリスク」なんて説明するのはやめておこう。これは必ずしも医者の都合、とばかりは言えません。パターナリズムの原則である「患者のため」という大義名分が成り立っているからです。

むしろ、そういうことも「言っておかないと心配」という方が医者のご都合主義、なのかもしれない。さっき述べたように、患者を説得した勢いでどさくさに紛れてちょろちょろっと形だけ説明しても、本来のインフォームドコンセントには程遠いわけですよね。不完全なパターナリズムで、医者の側の不安もちょっと軽減した気になっている、という、どっちつかずの状態ともいえます。

患者側からみれば、本当に全体を知りたいのか、という話にもなります。知らぬが仏、というのは、確かに人生の真実なのです。そちらの方が幸福である。ただし同じ人間として、医者に「見くびられて」もいいのかという側面もある。大げさに言うと、人間の幸福と尊厳は、二律背反になるかもしれないということです。

さて、私が財前だったら、里見だったらというのもお話ししておかないといけないでしょう。難しいよね、こんなの（笑）。財前だったら、たぶん再発のリスクは、ほとんど説明しないでしょうね。本物の財前は、もっと徹底した方針を貫いて、一切再発のことは言わないと思いますが、私はそれよりもちょっと弱くて、ちょろっとは漏らしてしまうかな（笑）。それでもせいぜい、「まあリスクが完全にないのだったら、術後のフォローも、外来も要らないのですけど、そうとも限らないから、念のため、外来には通って、時々は検査もさせてください」くらいでしょう。

そして運悪く再発してしまったら、里見に泣きつく（笑）。患者には、「万一こういうことがあればいけないと思って外来で診ていたけれど、どうもそうらしい。早く見つかって良かった。あとは里見先生に」とかね。

で、里見だったら、まあ財前がそういうつもりでいるだろうことは分かるから（笑）、もしもの時には逃げずに引き受けるしかないでしょう。ただし、今の段階ではいまいち患者と家族の信頼を勝ち得ていないようなので、財前に頼んで、ヤバそうだったらちょいちょい自分の外来にも回るようにしてもらい、かつ財前に繰り返し自分を褒めるようにしてもらって（笑）、いざという時にちゃんと信用してもらうように下地を作っておいた方がいいでしょう。非常にセコい話になって恐縮ですが（笑）、こういう小手先のことというのは大事なんですよ。

私の大先輩の外科医の先生は、「インフォームド・パターナリズム」、というのを提唱しておられました。患者に説明はするけど方針は医者が決める。実際に、患者さんからするとこれが一番ニーズが多いみたいなんですね。ただその場合、最低限の信用を得ておくのが不可欠です。そのためのコミュニケーション「スキル」でもあるのです。

＊

インフォームドコンセントについてちょっと考えてみます。従来、日本語では「説明と同意」と訳されていましたが、英語の構造からして、間違っていますね。「インフォームされた」上での「コンセント（同意）」ですから、説明「と」同意、という、並列の概念ではありません。中国語では「知情同意」というそうで、こっちの方が正しいみたいですね。

もともとは、人間を対象とする研究倫理として出てきました。昔から、パターナリズムが医者の伝統だったのですが、ナチスの人体実験に医者が参加した、という衝撃で「温情」の大原則が崩れてしまった。

まあナチスだけだったら人類史の例外扱いできたかもしれませんが、人権の本場のはずのアメリカでタスキギー事件（１９３２年～１９７２年）というのがありました。これは黒人の梅毒患者を、ペニシリンなど有効な薬剤が開発されていたにもかかわらず、あえて無治療で経過を観察したという、非人道的な人体実験です。医者は放っておけば何するか分からない、何某かの歯止めは必要、というわけで、１９６４年にヘルシンキ宣言が制定され、そういう人間を対象とした研究の規範が定められました。その後何度も改訂され、今に至っています。

ですけどその宣言ができたのは１９６４年、タスキギー事件は１９７２年までやっていたのですから、アメリカは自分も加わったその倫理規範の制定の後も、まだ非人道的な実験を続けていたことになります。偉そうなことを言っておいて、陰でそういうことをやるのがアメリカなんですね。その一方、後からでも「やってしまったこと」を闇に葬らず、ちゃんと表沙汰にするのがまたアメリカの偉いところでもあります。

その後、インフォームドコンセントは人体実験のような研究的な医療のみならず、一般的な日常診療でも大原則となりました。試験的な治療だと、その結果が良いのか悪いのかは誰にも分かりませんが、日常診療では、これがベストと「分かっている」治療をします。それでも本人からの同意が要るということは、一般にはそれがベストであっても、自分がそれを望むかどうかは別である、自分の運命は自分で決める、という、自己決定権の考えが導入されたからですね。

客観的に判断すれば明らかに自分の健康や財産に不利になることでも、他人に迷惑をかけなければ、人はあえてその「間違った」選択をする権利があります。これを「愚行権」といいます。手術をすれば助かる、しなければ死ぬ。だったら選択の余地はないはずですが、この皮膚に彫った刺青にメスが入り、傷のため絵がずれるのは死んでも嫌だ、そういう人は実際にいます。そういう人には、彫り物と命のどっちが大事だと、説得はできても強要はできません。

インフォームドコンセントにおいては、いくつかの原則があります。患者と家族は、それぞれの治療のメリットとデメリットを十分に理解する。その先は患者と家族の選択であり、医者が、「単に生命予後が良いから」などという理由だけで、結論を下してはならない。要するに、命の方が彫り物より大事なのは当たり前だ、という「医者の考え」で決めてはいけない、というのですね。もう少し広く言うと、医者は、自分の価値観に沿うように、患者を誘導してはならない。つまりは、患者側からすると「あんたに決められたくはない」ということです。
ただし、インフォームドコンセントについては、その現状は形骸化していると批判されています。本来、インフォームドコンセントとは、患者（と家族）が病状と治療について十分理解していないといけない。それはそうですね。手術をしなくても死ぬなんて思っていなければ、刺青に未練が残るのも人情でしょう。それで「手術しない」とかいうことになっても、「そんなつもりではなかった」ということになります。また逆に、もし手術以外の方法でも死なずに済むのに、そこを誤解して、「命のために刺青を諦める」という決断をするのも気の毒である。どうも例えがよくなかったかな（苦笑）。しかし実際には、面談の後でインタビューしてみると、患者たちの理解度は非常に低い。そういうデータは数多くあります。これでは本来のインフォームドコンセントになっていないのではないか。

さてここでまたドラマを例にとってみましょう。ここで取り上げるのは、2010年にフジテレビで放映された『コード・ブルー――ドクターヘリ緊急救命――』のシーズン2です。これは見た方が何人かいますね。視聴率は「白い巨塔」よりも低かったけど、やはり最近のものだからみなさんにはなじみがあるのかな。

患者さんは60歳、男性。そもそもはけがにより搬送されてきたが、病歴および神経所見に不可解な点があり、脳MRIを検査したところ、記憶中枢の近くに脳腫瘍が見つかる。脳外科医の西条章先生（杉本哲太）は手術適応と考える。面談はフェローの白石恵先生（新垣結衣）が行うことになりました。フェローというのは、研修医の一つ上、で、一人前にちょっと足りない修行中、くらいに思っておいてください。
白石先生は、こう説明します。「考えられる治療法は二つ、手術と放射線治療です。ただし病巣は記憶を司る中枢の近くにあり、手術によって記憶に障害が残る可能性があります」。

こう説明されてあわてふためく患者と奥さんに対し、白石は「ただ、脳は現代医学でも解明できないことが多く、本当のところは分かりません」と追加説明します。そして放射線治療に対しては、「記憶が失われる可能性は低くなります。しかし、病巣のコントロールが不十分になるかもしれません」と説明します。そうするとどうなるのか？「命に関わるようなことになりかねません」。

そして白石は最後に「難しいところです。お二人で良くお考えになって決断してください」と下駄を預けます。

これは一見、二つの治療法を並列に提示して、決定を本人に委ねているようです。というか、そういう形式をとっていますね。また、話している内容に嘘はありません。ただ、どうみたって、手術を受けるように誘導していますね。こういうのを、「informed consent」をもじって、「induced（誘導された）consent」と称します。明らかにそっちへ引っ張ろうとしている。だから、「お二人でよくお考えになって」、というのは、おためごかし、というか、よく言うよ、という感じになります。

ところが指導医の西条先生は、白石先生を、叱ったりたしなめたりするどころか、その後でこう褒めています。「あれは手術を選ぶなあ。最善の方法に誘導してやるのも医者の仕事だ。うまくなったぞ」。

ここで二人の医者は、パターナリズムから「最善の方法」を自分たちで選び、それを誘導によって患者本人たちに「選ばせて」います。これは、「高圧的に押し付けた」財前のケースよりも、ある意味でもっとずる賢いやり方と言えましょう。これってアリなのか？

その結論を出す前にもう一つのシーンで考えてもらいます。患者さんは45歳、男性。飛行機事故で気道熱傷を含む全身熱傷を負いました。ところでこのドラマは災害医療も扱うので、事故現場がたびたび出てきますが、事故のスケールが段々大きくなるんですね。工場の爆発から、高速道路の多重事故、列車の脱線、飛行機墜落とどんどんエスカレートしてきます（笑）。この次は何になるかといったら、テポドンでも飛んでくるか、その次は小惑星が地球に衝突するか、てなもんですね（笑）。

さてこの熱傷患者さんは、意識はありますが予後は絶対不良、つまり助かりません。数分で気道熱傷から浮腫になり、窒息しますが、仮に気管内挿管でその場を切り抜けたとしても、救命はできません。担当したフェロー、緋山美帆子先生（戸田恵梨香）は、以前に小児患者の家族から訴えられたトラウマがあり、決断を下せない状況にあります。緋山は患者の奥さんに、このままだと数分で窒息するが、気管内挿管をしても救命はできず、話ができないまま死んでしまうことを説明し、「このまま、少しでも最後の会話をするか、挿管をして、見込みのない治療に賭けてみるか」の選択だと言います。ぼうぜんとする奥さん。わきからナースの冴島はるか（比嘉愛未）が、「どうされますか？」と奥さんに聞きますが、奥さんは「どうされますか（って言われても）」と立ちすくむばかり。患者の呼吸状態は悪化する。冴島に「緋山先生、早くしないと」と急かされても、緋山は手を出すことができない。指導医の橘啓輔先生（椎名桔平）が「緋山、代われ」と割って入り、患者に「呼吸を楽にするための管を入れます」と説明し、挿管処置をしてしまう。橘は「この状況で家族に判断できるわけないだろう。ここで判断するのが俺たちの仕事だ」と緋山に言う。

この場面でも、緋山の説明内容に、「嘘」はないんですね。どうやっても、話ができるのはあと数分。その間に「最期のコミュニケーション」をとるのか、治療に向かうのか、人生観によって方針が変わる局面であることに間違いはない。だけど、どう考えても、「家族に判断できるわけない」という橘の方が正しい。

問題は、「この状況で」と橘先生は言っていましたが、この状況に限ったことなのでしょうか？「どうされますか（って言われても）」という患者の奥さんのセリフ、これは我々がよく聞く言葉なのではないでしょうか。

一般論として考えます。患者や家族には、病態に関する知識は限られる。「判断がつかない」状況に陥るのは当然です。一刻を争う救急医療において、それは決定的なものとして現れますが、本質的にはどこでも同じと考えてよいはずです。白石先生に脳腫瘍治療の選択を迫られた患者だって、自分で知識を習得して判断を下せるようになるわけではない。「だからセカンドオピニオンを」とか言われますが、複数のプロから違う意見が出された時、素人はどうやって「正しい」のを選び取れるというのでしょう？　だからこそ我々は患者から、「お任せします」と言われるのですね。

実は、我々が患者から得る「インフォームドコンセント」とは、圧倒的多くの場合、自分らのバイアスのかかった提示の結果です。白石先生と西条先生がやった誘導と、大差はありません。どこまでが、患者の自律性ないし自己決定権に鑑みて許容範囲内なのでしょうか。そこに明確な境界線はありません。それを我々は認識すべきであります。そして、これも圧倒的多くの場合、それは患者と家族は望んでいることでもあるのです。

我々はよく、「（患者が）先生の母親だったらどうしますか？」という質問を受けます。英語の文献にもこの言葉は出てきます〔Korones DN. N Engl J Med 2013;369:1291-1293. PMID:24088090〕。論理的にはこれはナンセンスで、患者は私の母親ではありません。私に母親は一人いますが、年齢も背景も、この患者とは違う。病気だけが同じであったとして、という仮定は意味をなさない。また、私自身の家族観や人生観が、この質問をしている患者の家族の意向に沿うという保証などどこにもない。

このような明白なことでも分かっていない、また分かろうともしない患者を相手にするのが、現実のインフォームドコンセントなのです。それを無視して、理想論をどうこう振りかざしても仕方がないと、私は思っています。これについてはまた後ほどお話しするでしょう。

いまさらながら一つ注意しておきます。このゼミで私が話すのは、あくまで私個人の見解であって、日本赤十字社をはじめとする団体のものを代表とか反映しているわけではありません。ましてや日本や世界の常識的な立場のものでもありません。私自身、なるべくそういった「通説」と自分の立場を切り離してお話しするつもりではいますが、なかなかきれいには分かれないかもしれない。みなさんもそのつもりでいてください。もちろん、私の見解に賛同してくれなんてつもりは全くありません。

これから話はどんどん微妙な、ある意味「危ない」トピックに入っていきます。私の「ダークサイド」が出てくることも多いでしょう（笑）。みなさんも、ご自分の意見をお持ちになるとともに、世の中の支配的な考えはこういうのだ、ということを押さえておくべきです。それに盲従する必要などありませんが、反対する時はそのことを自覚して、自分の信条と世間の通説とはどこがどう違うのか、きちんと分けておくのが世渡りに必要なことです。

第3講

「がんの告知」実践編

ドラマばかりで勉強するわけにもいきませんから、別のやり方でコミュニケーションスキルの基本についてみていきましょう。まずは、役者さんではなく、自分でそういう面談をやってみることにします。最初に出た『白い巨塔』の、里見先生と加奈子さんのシーン収録の前には、私もスタジオで「がんの病名告知」のやり方を実演させられました。

今回は言葉に気をつけて聞いていただきましょう。意図的に、分かりにくい言葉を入れながら面談しますので、チェックしておいてください。ええと、相手がいなければやりにくいんで、石上さんちょっと、前に出てきて、患者役をやってください。しゃべるのは私がやりますが、一時患者の気分になってもらいましょうか。

私が診た肺がんの患者の最年少は18歳で、大学受験の時の検診胸部レントゲンで引っかかったのですから、荒唐無稽な設定というわけではありません。だから、あなたは肺がんです（笑）。いいですね。

石上さん、あなたは検診で胸部レントゲンに影がある、ということでこの病院においでになりました。レントゲンやCTなんかは、画像診断といって、基本的には影絵ですから、何かがある、ここにある、この大きさでこの形である、ということは分かりますが、どういうものであるか、という本質的な診断はできません。そのためにこの間、気管支鏡の検査、つまりカメラを飲んでもらいました。その結果、細胞診で陽性と判定されました。その他の検査では、脳や骨には異常はありませんが、お腹のCT検査で、肝臓と、副腎に異常がみられます。残念ながらこれは転移と考えた方がいいと思います。よって診断は肺がん、その中でも腺がんという日本人では最も多いタイプで、病期はⅣ期ということになります。

通常Ⅳ期の患者さんでは治癒はあり得ませんので、治療の目的は延命ということになります。それにはこの場合、化学療法といって、抗がん剤を使うのが、エビデンスに基づく最も適切な治療と思われます。抗がん剤にもいろんな種類がありますが、シスプラチンとペメトレキセドという2剤を組み合わせるやり方が標準的治療とされています。スケジュールは、1日目にシスプラチンとペメトレキセドを点滴して、3週間ほど様子を見ていきます。これを4コース行い、その後、病気が落ち着いていたらアリムタだけを3週おきに繰り返します。奏効率は40～60％程度と言われていますが、幅があって、個人個人に対する効果はやってみないと分かりません。

副作用としては、吐き気や脱毛といったもののほか、肝臓や腎臓への影響などがありますが、一番大きなものとしては骨髄抑制がみられます。こういう場合には感染症などをきたさないよう、対策をとっていきます。ただし、残念ながら、治療関連死亡率としても1％程度はありますので、それなりのリスクを伴う治療であるのはご了承ください。

どうでした？　悲しくなった？　まあそうだよね、真面目な顔して目を見てあなたは肺がんだと言われ、気分が良くなるはずはない。今晩うなされなければいいけどね（笑）。

さて、わきでお聞きになっていても、いくつか引っかかった単語、分からなかった言葉があると思います。いくら「言葉が占める割合は1割以下」といっても、分からないところがあると相手はそこでついていけなくなって、何を話されたかあとでちんぷんかんぷん、になってしまいますからさすがにまずい。

最初の、「影絵」の説明はいいと思いますが、そのあと、気管支鏡検査をして、細胞診が「陽性」だった、まずこれが「え？」ですよね。これはつまり、がん細胞が出た、という意味なのですが、

「陽性」という、本来は良い意味を持つはずの言葉が、悪いことを示しています。こういうのもつまづきの元になります。英語の論文でも、そういう悪いニュースを伝えるのに「positive」であったとは何事か、と恨む患者もいたと報告されています。

その次、Ⅳ期もしくはステージ4である、ということ。そして治療の目的は「延命」である、ということ。大抵の人はここでうちひしがれます。もちろん、十分に悪いニュースなのですから、がっかりするくらいは仕方がないのですが、そのまま立ち直れなくなってしまったらまずい。このあたりはやはり、ドッボに悪い一般のイメージを、多少とも和らげる言い方をしなければいけません。

渡辺さん、ちょっと前に出てきてください。またさっきの石上さんみたいに私の相手をして。

病気の広がりを病期、といいます。ステージ1とか3とかいう言葉をお聞きになったことがおありでしょう。渡辺さんの場合はステージ4になります。だからもっとも進んだ病期ということになりますが、この分類は主に外科手術をどうするか、という判断に使われますのでステージ4の方は手術をしない方がよい、という意味です。ステージ5とか6とかがないのは、外科手術をしない人でもその後の治療経過に善し悪しがあるのですが、それは内科的治療がどのくらい効果があるか、によります。これは事前に判断ができないので、今の状況からステージ5や6に分けても仕方がない。だから4まででとなっています。

さて、ステージ4の人では、残念ながら外科手術で切って治す、ということができません。また、内科的治療も、特効薬というのはまだ開発されていませんので、治るか治らないかと聞かれたら、治りません。治らないとはどういうことかというと、この病気は、渡辺さんの持病になります。

だいたい、内科の病気ってのは治らないんですよね。高血圧の人も糖尿病の人も、治らない。治っていない証拠には、まだみんな薬を飲んでいる。治るというのは、何もしなくてももう大丈夫、ということですから、いくら良くなっても、外来に通って薬を飲み続けなければならない、というのは治っていない証拠です。

持病持ちというのは鬱陶しいものです。私も小児喘息からの喘息患者で、ずっと薬を飲んでいます。何かの時には発作が起きる。出張の際には薬を持って行かなければいけない。もちろん、喘息や高血圧のような病気と、肺がんとでは持病としても性質は違うし、肺がんの方が嫌な病気であるのは間違いないのですが、それでも、つきあっていかなければいけないということについては同じです。

そして、これからやる治療の目的は、一言でいうと延命です。延命というのは非常に嫌な言葉で、イメージとしては、いろんな管でぐるぐる巻きにされて寝たきりで、というものですよね。あれも延命には違いないんでしょうけど、我々のイメージする延命はだいぶ違う。あくまで、渡辺さんの今の調子を保っていく、ということです。できれば今の、咳が出たり時々胸が痛んだりという症状を軽くして、その上での現状維持、がここでいう「延命」です。

そもそも、私はこの病気は治らないと申し上げましたが、仮に治ったとしても、渡辺さんもあと百年生きるのは難しい（患者さんが60歳くらいの人であればここは「50年は難しい」と言います）。治っても、いずれ人間は死ぬのであって、その時までこの病気が続いているか、その時には消えているかの違いだけです。そうすると、医者のやることは二つだけで、一つは延命治療、もう一つは対症療法です。対症療法というのは、命を長くするの短くするのという大袈裟なものではなく、同じ命だったら痛み苦しみがない方がいい、というものです。延命治療はその逆で、症状を直接軽くはしないけれど、その状態での時間を永らえるというものですね。もちろん、対症療法は、今までも、これからもやっていく、ただそれに加えて延命のための治療をやる、ということです。

だいぶイメージが違いますでしょう？　そのぶん、なんだかんだ余計なことまで含めていっぱい喋ったけど（笑）。本来は「延命」なんて言葉を使わずに済ませる方がいいのかもしれないんですけれど、最近は、この言葉を先に前の医者が言っちゃったり、後で誰かが伝えたりすることも多いので、そのショックを和らげるために、「延命」というのはそういう意味だよと先手を打って伝えてしまうことがよくあります。

ついでに言うと、これでも納得しないかなと思う人には、こういう言い方を追加することもあります。

私の喘息は治っていません。だから鬱陶しいし、いつまた大発作を起こすかもしれない。話によると、心臓と肺を同時移植して、なおかつ骨髄移植をすれば、理論的には喘息は治るのだそうです。だけどもちろん、私を含めて、そんな治療をしようという喘息の患者はいない。なぜかというとリスクが高すぎて、怖い。そんなことして治さなくても、今、私は、制約はあっても仕事もできるし、家族と生活もしてますから、そっちの方がよっぽどいい。

自分の病気のことを出すのはちょっとあざといのですが、こういうのは「なんでもあり」ですのでね、使えるものは全部使います。もちろん、以上お話ししたことは、かなり論理の飛躍やすり替えがあります。明らかに事実と反することや、嘘は伝えませんが、このくらいのゴカマシは本来の目的のために許容範囲内であると、私は考えています。ただしその「許容範囲」は人によって違うでしょうけどね。

ちょっと横道にそれましたが、このほか、何か言葉で引っかかることはありましたか？

高見沢

「エビデンス」という言葉がよく分からなかったのですが。

そうですね，これはわざと，分からないように使いました。エビデンスという言葉は医者の中で流行語になっていて，これを大切にするあまりに，患者に対しても振りかざす単細胞がいます（苦笑）。ついでですから，この言葉の説明をするのに，高見沢さん，前に出てきて相手になってください。

さっき申し上げたように，治療としては薬物を使う内科的治療になるのですが，相手ががんですからいわゆる抗がん剤を使った，化学療法をやっていくことになります。ただ抗がん剤にもいくつも種類があって，やり方は何通りもある。その中で何が一番いいか，ということになりますが，大原則はやってみないと分からない。

そういう時はどうやって決めるかというと，高見沢さんではないですが高見沢さんと同じこの病気になった人に対してやった結果，確率的にこれが一番良かったというものから始めます。そういうデータのことをエビデンスといいますね。エビデンスつまり「証拠」といっても，高見沢さんに対して証拠になるようなものはない。なぜならまだやっていないから。やったのは，同じ病気ではあるけれど，よその，他人様に対してです。だから高見沢さんにもそれがベストであるという保証はないけれど，高見沢さんに限って体質がおかしいとか，病気が変わっているとかいう証拠もないので，まずは他人様で一番良かったものを高見沢さんにも良いだろうと推定して始める。そういう，「推定上ベストであるもの，多くの人にとって最良と考えられるもの」を，標準的治療といいます。

始めちゃった後は，個々の患者さんで違ってきますから，他人様のデータつまりエビデンスとはまた別に、高見沢さんに合わせて工夫していくことになります。あくまで、やる前に分からない時に、まず他人様のデータからできた「標準」を行うのですね。

これで「エビデンス」の意味、「標準（的）治療」の意味が多少ともお分かりになったでしょう。「標準治療」というのは特に注意すべき言葉で、患者さんは「上中並」の「並」を提示されたように思っちゃうんですね。「そんな、特上の治療にしてくださいよ」、と言われたという話は数多くあります。

あと、みなさんは気がつかなかったかもしれませんが、私はわざと薬の名前を具体的に出しました。その中で、ペメトレキセドという名前と、アリムタという名前を出しましたが、実はこれは同じものです。

薬の名前にはいくつかあって、化合物の名前、開発コードネーム、薬品としての一般名、そして商品名があります。後発品が出てきて商品名が複数あることもあります。たとえば、薬品の一般名カルボプラチンという、よく使われる抗がん剤は、化合物としての物質名は cis-Diammine(1,1-cyclobutanedicarboxylato)-platinum(II) であり、開発段階のコードネームは JM-8、商品名パラプラチン、また後発品の商品名にはカルボメルクなんてのもあります。これみんな同じものを指すんですね。

もうちょっとおなじみのところでは、アセチルサリチル酸という化合物は、アスピリンという薬品で、バファリンなどという商品名で売っています。われわれはいつも使うものですから、つい薬の名前をごちゃごちゃに、とくに一般名と商品名をまぜこぜに使いますが、素人さんに分かるわけありません。

実際に、同じく抗がん剤でパクリタキセルという薬はタキソールという名前で商品化されています。私の知人で、お父さんの病気の治療の面談でこの二つの名前が出てきて混乱したという人がいます。それに気をとられてその後の話が何も頭に入らなかった、ああ、この二つは同じものの違う名前なんだとやっと分かった時には話が終わっていた、ということでした。

その他にも、誤解を招きやすい言葉を、私はたくさん使いました。奏効率何十%、というのもそうですね。「奏効」というのは、腫瘍が（一時的に）一定以下の基準まで小さくなる、という意味でしかなく、治療効果の一つの目安に過ぎません。いったん小さくなってもすぐにまた大きくなってしまえば効果はいまいちですし、あまり小さくならなくてその基準をクリアできず「奏効しなかった」と判定される場合でも、長期にその状態が維持できれば全体として成功です。何より、「奏効」という響きから、治る率だと勘違いされることが多いですが、本来はデータをとる時の用語なので、実際の臨床でそのまま応用しようとすると間違いの元です。

あと、副作用でも、骨髄抑制なんてのはなんのことだかよく分からないし、「治療関連死亡率」なんて、おどろおどろしいばかりの言葉ですよね。看護学生であるみなさんには、「調べておいて」と言えば済むでしょうが、患者さんにそういうわけにはいかない。面倒くさくても、このあたりを端折ってすっ飛ばすと、いかにも不親切で冷たい、という印象を与えてしまいますので、ちゃんと説明しておかないといけません。

このゼミでは、「死んでいく患者さんと話をするためのコミュニケーション」が主眼ですから、最初はみなさんを病棟に連れて行って、死にそうな私の患者さんと話をさせようかなと思いましたが、やっぱり無理だろうと考え直しました。

一番大きな要素は、「話すことがない」ということです。これには知識がなければどうしようもありません。ただ話すこと云々以外に、そういう話しにくい状況でも話をつなげていく方法、というのも大事ですから、ついでにここで触れておきます。

今度は私が患者役をやりますので、誰か、担当ナースになったつもりで私に話しかけてもらえますか。下田さん、こちらへ。私は昨日、担当医から末期の肺がんだと告知を受けた患者です。あなたは今日の担当ナースで、私には昨日こういう話があったということは、さっき申し送りで聞かされました。それで朝のラウンドにおいでになったところ。では、どうぞ。

下田「いかがですか。」
國頭「まあ、どこが痛いの苦しいのというのはないけど、気分は良くないよな」
下田「(絶句)」

はい、結構です。まあ、予想通りというか、期待通りのリアクションです(笑)。ごめんなさいね、こんなのに使っちゃって。

これでもって何か言えるのかというと、言えるんですね。まず、下田さんが絶句してしまったのは、話す内容を持っていないということで、これは一朝一夕には難しいから、それは仕方ないでしょう。だけど、まず「いかがですか」という質問から入った。これは大事なことです。こういうのをオープン・クエスチョンといいます。つまり、「はい、いいえ」で答えるのではないもの。こういうコミュニケーションの場では「痛みはないですか」「食欲はありますか」「お通じはありましたか」などの、yes/no で答える質問を連発しがちですが、そればっかりやっていると、患者さんからは何も言えずに終わってしまうのですね。だから必ず、オープン・クエスチョンを、最低でも最初と最後に入れておかないといけない。
あと、こちらからは「何も話すことがない」という場合に、相手の話を引き出す方法として、相手の語尾を反復するという基本的なやり方があります。私が「気分は良くない」と答えたら、「どう、ご気分がすぐれないですか」もしくはただ、「ご気分が良くないのですか」と繰り返して相手の反応を待つ。これは馬鹿みたいに単純な方法なのですが、次のように、「なんとなく」会話をつなげていくことができます。

患者「男なんて皆似たようなものだわ」
エリザ「どんな点で?」
患者「男たちは何やかやといつも私たちを困らせるのよ」
エリザ「何か具体的な例を思いつく?」
患者「そうね、私のボーイフレンドが私をここに来させたの」
エリザ「あなたのボーイフレンドがあなたをここに来させたの?」
患者「彼ったら私がいつも落ちこんでいるなんて言うの」
エリザ「あなたが落ちこんでいるなんて気の毒に」
患者「私が不幸せだっていうのは本当よ」
エリザ「ここに来ることで自分がいくらか不幸せでなくなるかもしれないと思ってるの?」
患者「私に助けが必要だってことは確かなように思えるわ」
エリザ「もし助けてもらえたら、それはあなたにとってどんなことになるの?」
患者「たぶん私が自分の母親とうまくやっていけるようになるってことよ」

エリザ「あなたの家族のことをもっと聞かせて」
患者「母親が私のめんどうを見ているの」
エリザ「家族の中で他の誰があなたのめんどうを見ているの？」
患者「私の父親よ」
エリザ「お父さんですって？」
患者「あなたは私の父親にちょっと似てるわ」
エリザ「どこが似てるって思うの？」
患者「あなたがあんまりけんか好きじゃないっていう所。でも、あなたは私がそのことに気づくことを望んでいないと私には思えるわ」
エリザ「どうしてあなたは私があんまりけんか好きじゃないって思うの？」
患者「あなたは私と言い争いをしないから」
エリザ「どうしてあなたは、私があなたと言い争いをしないって思うの？」
患者「あなたは私を恐がっているから」
エリザ「私があなたを恐がっていると思うことは、あなたにとってうれしいことなの？」
患者「私の父親は誰に対しても恐がっているわ」
エリザ「お父さんのことを考えるとき、他にどんなことが頭に浮かぶ？」
患者「弱い者いじめをするやつ」
エリザ「そのことはあなたのボーイフレンドがあなたをここに来させたことと何か関係があるの？」

これはマーティン・コーエンの『哲学101問』（ちくま学芸文庫）という本からの引用なのです

が、ここで「エリザ」というのはコンピューターで、しかもこれは1960年代に作られた、ごく初歩的なプログラムなのだそうです。現代なら「トースターを制御しているものよりもかろうじて強力」であるという程度らしい（笑）。

そうすると、我々が患者さんを前にして悩んでいるのが、馬鹿みたいでね、トースターでもできるようなことができないのかってことになる。だからこういうことは、あまり難しく考えずに、単純な原則論を頭に入れて、あとは場数を踏んでいけば、自然にできるようになります。下田さんも、最初、誰にも教えられずにオープン・クエスチョンから入ったくらいだから、センスはあるよ。大丈夫ですから気にしないでね。

ところで、今回の私のサンプル面談では、予後のこと、つまり「あとどのくらい」ということは言っていませんでした。「白い巨塔」では、加奈子さんが「あと、どのくらいですか」と聞いてきたにもかかわらず、里見先生は「それは、分かりません」とかわしています。これって不誠実じゃないのか？　推定予後は2～3ヶ月、という目安がある段階で、それを本人に告げなくてもいいのか、という疑問は当然出てきます。

＊

以前お話ししましたように、私が上司の部長と一緒に、「さすがにもう、肺がんの患者には病名を告げなければいけないだろうな」と、世に言う「がんの告知」を始めて、院内で周囲から好奇の目にさらされたのは25年くらい前のことです。25年というと、みなさんはまだ生まれていなかったからずいぶん昔のことのように思えるかもしれませんが，私からすると，ほんのついこの間です。

そのわずかな期間に，今では日本でも，がんの告知はもちろんのこと，患者本人に面と向かって「あなたはあと半年くらい」とか平気で告げるようになりました。私のがんセンター時代の同僚で，膵臓がんを専門にしているのがいます。ご存知かもしれませんが，膵臓がんは非常にたちの悪い病気で，彼はずっと，予後の短い患者さんにどういうふうに病状を説明しようかと悩んでいた。ところが最近はその苦労がなくなった，というんですね。紹介されてくる時点で，前の医者から，「あんたはもうあと3ヶ月」とか引導を渡されてしまっているのだそうです。

さて，これは良いことか悪いことか。病名は告げるのにその予後は言わない，なんて中途半端なことはいけない，という議論にも，十分に説得力はあります。たとえば抗がん剤の治療を受けるのに，実際には半年くらいの延命のために治療していることが多いのですが，本人は治る気で辛い治療に耐えているのかもしれない。そのくらいの効果しかないのだったら，治療などせずに好きなことをやってたのに，そこをぼかされてはっきり言ってくれなかったから受けたくもない治療を「治るつもりで」やられてしまった，どうしてくれる，という話になりかねません。いずれにしても，「真実」の情報なくして「インフォームドコンセント」は成立しないのは明らかです。

その一方，やはり面と向かって「あと半年」とか区切られるのはあまりに残酷である，死刑の宣告と同じではないかという批判もあります。言われる側も辛いでしょうけど，言う側も辛い。

私はどっちかというと，そういう「予後の告知」に批判的です。25年前，がんの病名を隠すのが当たり前だった時期にあえて「言い始めた」にしてはちょっと矛盾するとお考えでしょうか。まあ確かに，私は，世間の風潮に逆らいたくなる傾向はあるようです（笑）。

ですけどね，一言言わせてもらうと，さっき，「あと何ヶ月と，言う方も辛い」と申し上げましたがが、最近は、先ほど例に挙げた膵臓がんの同僚に紹介してくる医者のように、「あと3ヶ月。ついてはがんセンターに行きなさい」で済ませてしまうセンセイ方が増えているようで、これが私には気に入りません。これだと言う方はあまり辛くないんですね。その後は自分で面倒見るわけではないのですから。やっぱり言われる側が辛いのだったら、言う側も痛みを感じなければいけないだろうと、私は考えています。

それはともかく、では日本に先んじてがんの告知を始めているアメリカではどうなっているのか。「あと何ヶ月」「あと何年」と、本当に言っているのでしょうか。

アメリカ人にはキリスト教の神様がついていて、死後の世界つまり天国があることを信じているから、死ぬのは怖くない、よって「あと何ヶ月」と宣告されても平然としている、とよく言われますが、そんなことあるわけないんです。いくら神様がついていたって、死ぬのは怖い。百歩譲って天国が自分を待っているとしても、周囲の家族や友人と別れるのはそれこそ「死ぬほど」つらいのが当然です。

その証拠に、アメリカの精神科医エリザベス・キューブラー＝ロスが、予後不良の疾患を告げられた時に、患者は5つの段階を踏んで死を受け入れるようになる、と提唱しています〔Kübler-Ross E. On Death and Dying. Macmillan 1969.〕。

1　否認　自分が死ぬような病気になるなんてあるはずがない、という心理。
2　怒り　どうして自分が死なねばならないのか、という感情。
3　取引　何とか死なずに済まないか、何かにすがりたいという心理。
4　抑うつ　気分がふさぎ何もできなくなる状態。
5　受容　死を受け入れるようになる段階。

もちろん、みんなが同じようにこのステップを辿るわけではありませんが、このキューブラー＝ロスの理論「死の受容過程」は、みなさん必ずそのうちにどこかで習います。ただし、また余分なことを言いますが、私自身はこれを眉唾だと思っているんですね（笑）。最後にみんな死の受容に至る、なんてそんなわけないだろうと考えています。また私は、大学生の時にキューブラー＝ロスの本を読みましたが、途中で彼女が「死後の世界を信じている」と書いているのを見て、ドッチラケになってやめました。そんなの持ち出したらアウトだろう、少なくとも私や、多くの日本人には参考にならない。

ところで、死後の世界ってのは本当にあるのか、ないのか。私が学生時代に聞いた話ですけど敬虔なキリスト教信者の間でも、地獄ってのはどうも嘘っぽいという話になっているのだそうです。だってね、この世で善い行いをするのに、そうしないとあの世に行ってから地獄で苦しみに遭うから、なんて、子ども騙しもいいとこですよね。そんなんで脅されてはじめて行う「善いこと」なんて、どのくらいの意味があるのでしょうか。人間の尊厳というものがあるのだったら、冒瀆しているというか、馬鹿にしているとしか思えない。

だけど、天国については、なにせ敬虔なキリスト教徒たちですから、必ずあるはずだ、ということになる。だって神様はいるわけで、神様がいるからにはまさかホームレスではないでしょうから、その住処である天国はないといけない。よって、論理の帰結は、「天国はある、地獄はない。だから死ぬなら今だ」ということです（笑）。この理屈は分かりますか？　実は、上方落語に全く同じ話があるんですね。

そんなことはまたどうでもいい（苦笑）。大事なのは、死後の世界がある、と言い切るキューブラー＝ロスでも、患者は死を前にして、否認や怒りのような感情の動揺がみられる、ということです。

我々はそれに対処しなければなりません。だから「breaking bad news」の技術が必要になるんですね。

それで、大回りしましたけれど、アメリカではどうしているのか、という話に戻ります。もちろん、訴訟大国ですから、訴えられないために、患者の気持ちなんかおかまいなしに「あと半年」なんて告げてしまう医者も多いでしょうが、そういうのはこの「コミュニケーション論」でやっても仕方がない。

ここで登場してもらうのが、前にご紹介した、「breaking bad news」のためのコミュニケーションスキルであるSPIKESを開発し、広めたロバート・バックマン先生です。バックマン先生はカナダの腫瘍内科医ですが、アメリカはテキサスの精神科医であるウォルター・ベイル先生と一緒に「伝え方」の技術の重要性を強調し、「Communication skills in cancer care（がん診療のためのコミュニケーションスキル）」という、教育用ビデオを作っておられます。

このビデオでは、『白い巨塔』と違って、医者役は本物で、バックマン先生がやっています。先生は腫瘍内科医ですから、実際の現場でそういう仕事をされているんですね。で、患者は、役者さんです。本物の患者さんではありません。このビデオは、いろんなシチュエーションで、状況のみを設定して作成されました。リハーサルなしの一発勝負で、医者のバックマン先生が患者に話す、患者役の俳優さんはそれに対して、患者の気持ちになってリアクションする、それにまたバックマン先生が対応する、というふうに収録されたそうです。それに対して、ベイル先生は後から解説を加えています。精神科の先生ですから、ご自分でそういう面談はなさらないのですね。

ビデオやDVDなどが出ています。私も一揃い持っていて見ましたが、非常に面白い。面白いという言い方は不謹慎ですけれど、面白い教材です。なにせ一発勝負ですから、多少の当たり外れはあって、この局面ではバックマン先生の面談はいまいちだなとかいうのもありますが、全体によくできています。そのうちから、まずは代表的な「悪いニュースを伝える」局面を紹介します。

まずは設定です。Mrs. Anderson は40歳代半ば、2年前に乳がんを手術、腋窩リンパ節転移陽性で化学療法を施行、その後無症状であった。今回、中等度ないし強度の背部痛が出現し、精査となった。数時間前に上がってきた骨シンチグラフィーでは、明らかな多発骨転移を認めた。疼痛コントロールは不良である。これから患者に説明しなければいけないが、本人は乳がんはとっくに治った気でいるので、今回の痛みとの関連は全く疑っていない。

これに対して、まずこの痛みが乳がんの再発であるということから言わないといけないのですね。そのことがまず本人にとっては寝耳に水のわけです。本人は、乳がんをやったことはもちろん覚えていますが、もう完全に治った、再発なんてするはずがないと思っている。どうしてそんな具合に思っているかというと、その時の医者がそう説明したわけですね。もう治ったと。

だから、あの財前が手術をした膵臓がんの患者が、再発して里見に回されたと思ってもらうと話が早い。患者にとっては、「聞いてないよ」「話が違う」ということになるでしょう。「どうしてそんなことがあるの。あの時、外科医の先生は、悪いところはもう取り切ったと言ったのよ。全部取り除いて、どこにも残っていないと、私は言われたのよ!」、という Mrs. Anderson のセリフを、私は自分が診た患者から、何十回も聞きました。

それに対して、バックマン先生は、それは、そうなんだけれども、そうではないのだ。あの時の外科の先生は、嘘をついたのではないけれど、本当でもないのだ、ということを粘り強く説明します。これも非常に面白いところなのですが、今日の本筋ではありませんので飛ばします。

乳がんの再発だということはなんとか分かってもらえたようです。患者は「So, what happens

now?（それで、これからどうなるの？）」と聞いてきました。ここで口ごもるようでは失格で、バックマン先生は即座に、「二つのことをやる」と説明します。こういう時に、すぐに「二つある」とか「三つある」というような反応を示せれば、こいつはものが分かっているなという印象を与えることができます。「まずは、放射線治療を行う。これにより痛みは速やかに治まると期待できる。それから、その間に前の病院に連絡し、乳がんの性質を調べて、ホルモン療法か化学療法か、など次に行う治療を検討する」。

そしてバックマン先生は最後に、「ここで何か、今聞いておきたいことはありますか？」と聞きます。たぶんそういう質問をする、ということは打ち合わせがあったのでしょうね。患者はすぐ、「あります」と答える。「大事なことです。この病気はどのくらい深刻で、私にはどのくらいの時間があって？」これはつまり、「あとどのくらいか」という質問ですね。

それに対してバックマン先生は、「再発乳がんは、治ることはない」とはっきり言い切ります。「完全に治癒してしまって、もう再発しない、という状態にはならない」、と。ちなみにここで「再発」は、「relapse」というような専門語を使わずに、「come back（戻ってくる）」と言っています。そしてその上で、治療の目的は、病気をコントロールしていくことだ。どのくらい？「for a reasonable period of time（それなりの期間）」。

当然のことながら、患者からはその「reasonable period of time とは何か（どれくらいか）」という質問が出ます。バックマン先生は「乳がんで、術後2年で骨に転移で再発したような例だと、we are probably talking about a small number of years or a large number of months」と答える。さてこれがなかなか日本語にできないんですね。

言っていることはお分かりですね。年で数えると2年とか3年とか、せいぜい5年とかいう少ない数字、月でいくと20とか30ヶ月とかそれ以上のものである、ということです。その後ですぐ補足説明をしています。「いっぱい時間がある、というわけではないが、わずか数ヶ月、というものでもない」

ついでですが、患者は目に涙をためながら頷き、しばらく黙っていましたが、照れ隠しのような笑いを浮かべ「It's scary（怖い）」とつぶやきます。すかさずバックマン先生は「It's very scary（怖いですね）」と応えます。前にお話しした、「相手の言葉を反復する」方法ですが、非常に効果的に使われています。

そして、SPIKESの最後のS、「summary and strategy（要約と戦略）」のために、これからやることをもう一度繰り返し、最後にバックマン先生はこう患者に語りかけます。「前に、明後日にでもすごく恐ろしいことが起こるんじゃないかって心配していた患者さんがいましたけど、この病気ではそんなことあるはずないですよ。もう一人、別の患者さんでね、家具を売り払ってしまう（身辺整理をするということ）必要なんてないのですね、と確認してきた人もいました。もちろんそんな必要はない、と答えたら、万一そうなったらちゃんと私に言ってくれるように約束してね、って頼まれました」。

アメリカの学会で、バックマン先生の講演を聴く機会がありましたが、先生は、この「患者」については、フィクションだと言っておられました。そういうことを言ってきた患者はいなかった。どうしてそんな作り話をしたかというと、理由は明らかですね。要するに、「あと数ヶ月というようなことはない」というのを、患者に改めて念を押すためです。先生は治療方針として、痛むところへ放射線をかけて、その間に次の全身治療を検討すると説明した。そんな悠長なことでいいのかというと、いいのですね。この乳がんは、ある程度時間的余裕があるものだから。

その確認をしながら、バックマン先生は、そういう心配性の「患者」の話をして、目の前の患者を笑わせています。明らかに笑わせようとして、見事に達成しています。こういうウケ狙いは、ひとつスベるとドツボにはまるのですが、バックマン先生は患者を笑わせる、というより、患者が「笑ってしまう」状況を作り出して、このシビアな面談を、最後になんとなくハッピーで前向きな雰囲気で終えています。これは名人芸と言ってもいいくらいで、私は観るたびに「凄ぇなあ」と感心しています。ちなみに彼は若い頃、本当にラジオ番組でコメディアンをやっていたことがあるんだそうです。

これでいいんじゃないでしょうかね。この患者に伝えなければいけない情報は、何十年も時間があると思って人生設計をしてもらっては困る、たとえば今から35年ローンで家を買うな、ということと、でもすぐに死ぬわけではない、焦って身仕舞いをしなくてもいい、ということですよね。「余命2年半です」なんて言い方をしなくても、「a small number of years or a large number of months」、ということで、十分にそれは伝えられるはずです。

第一、「2年半」なんて、そんなピンポイントで予後の予測なんてできるわけがない。私は「占い師ではないので、あと1年とか2年とか、そんなんは分かりません」とよく患者に言いますが、その一方、「1年4ヶ月です」なんて、いやに具体的な数字を出すドクターも、実際にいて、こういうのは困りものです。

*

それでは、もう一度、わが『白い巨塔』ではどうか。いや、別に、「わが」って言わなくてもいいのですけど（笑）。どうも思い入れが強くなっちゃって。

今回の患者は財前教授自身です。続発性気胸を契機にして肺がんが発見されました。当初ステージ

ⅠBと比較的早期であり、外科的に取り切れると診断され、手術を受けました。しかし開胸時に胸膜全体に播種といって、がんが散らばっている所見があって、とても取り切れない。現在でも、CTなどでは診断がつかず、「開けてみて初めてわかる」ということがあるのですね。その結果試験開胸のみ、つまり何もせずそのまま手術創を閉じて、いわば諦めたということになります。

本人には肺がんであるということは告知していましたから、当然ここでも「切除できなかった」ということを伝えるべきなのでしょうが、財前の奥さんのお父さん（西田敏行）がその告知に強硬に反対し、結局「取り切れたが術後化学療法を」ということにして治療を勧められました。

この財前の義父も医者であり、しかも医師会の幹部である、という設定です。医者はやはり仲間内に弱くて、昔ながらの先生が「患者にそういう残酷なことを言うのか！」と反対すると、それを押し切ってまで原則を貫くことができず、日和ってしまうところがあります。財前のように「偉い人」が患者だと、担当医は上の意向を気にして独断で話をするわけにもいきません。またその「上の人」は自分で患者の面倒を見るわけではないくせに、世間体やつきあいの方を優先してしまう、ということがよくあるんです。

さて財前は化学療法は受けていたが病状は進行し、右上肢の脱力が出現してきました。彼は進行肺がん、脳転移を自ら疑います。だけど誰も本当のことを言ってはくれない。自分に真実を打ち明けてくれるのは、親友の里見しかいない。この時、里見は、他ならぬ財前のために大学を追われて、民間病院にいます。だから財前が肺がんで手術を受けたところまでは知っていますが、その後の経過は分かっていません。財前は秘かに大学を抜け出して里見の病院を訪ね、彼に相談します。もうこのシーンは、日本の映像史上屈指の名場面と言っていい（笑）。

財前は里見に言う。「僕の診るところ、これはオペで取り切れなかった肺のがんが脳に転移した症状だと思われる。いや、取り切れなかったというより、実際に開けてみたら、僕はもはや手の施しようのない状態、すなわち、播種か肺内転移でステージ4までがんが進行しており、開いただけで、すぐに閉じたのではないだろうか」。

里見は財前の依頼を受け、その場でCTとMRI検査をします。そして、財前の診断が、すべて当たっていることを確認します。CTやMRIを掲げ、財前に病状を説明する里見。このシーンでは、財前は、里見の説明を聞いている時に、フィルムの方を一切見ないんですね。私も撮影に立ち会いましたが、「そうなのか」とプロデューサーに聞いたら、「そうです。そういう演出にしました」と嬉しそうに答えていました。どうしてかって？　それを解説するのは野暮だよな（苦笑）。

そしてその後です。

財前「余命はどれくらいと読む？」
里見「長くて3ヶ月だろう」
財前「（にっこり笑って）僕の診断と同じだよ」
里見「（沈黙）」
財前「3ヶ月か。最高裁に上告しても、判決を見届けるのは不可能だな。僕は負けたわけか」

このあと、この病院に移って、自分の治療を受けないかという里見の申し出を、財前は感謝しながらも、立場上できないと断ります。たまらず、「なぜ諦めるんだ。君らしくない」と詰め寄る里見に対して、財前はこう尋ねます。

財前「どうしたんだ？　死を前にした患者を相手に声を荒げたりして。穏やかな君らしくないぞ」
里見「君を助けたいんだ」
財前「僕は助からんよ」
里見「俺は君を助けたいんだ。それが無理なら、せめて、君の不安を受け止めたいんだ。俺が、受け止めたいんだ」
財前「里見、僕に不安はないよ。ただ、ただ、無念だ」

ええと、なんの話をしてましたっけ？　なんか、もうどうでもよくなってきたな（笑）。そう、「予後の告知」でしたね。里見先生は、最初の患者さん（林田加奈子）に対する面談では、「あとどのくらい」と聞かれても「分かりません」で押し通したのに、今度はどうしてあっさりと「あと3ヶ月」と口を割ったのでしょうか。

まず、医者だから隠せないだろう、という理由が思い浮かびますが、これは必ずしもそうではありません。CTなんかを見せてしまったらなかなか難しいかと思いますが、初めから隠すつもりでいれば、相手が同業者であろうと専門家であろうと、何とかなるものらしいです。以前に、自分たちの恩師が病気になった時に担当して、病気のことを隠し続けたという先生の話を聞いたことがありますが、結構ばれずに済むそうです。

財前と里見は親友だから、というのもありそうですが、それだけでは根拠は弱いですよね。昭和38年を舞台にした原作『白い巨塔』では、がんになった財前が、「病気のことを教えてくれ」と必死になって頼むのに対し、里見は最後まで「がんではない」で押し通しています。

ここでのポイントは二つありまして、一つは、「あと3ヶ月」の「3ヶ月」とはなんでしょうか。

通常はここで出す数字は、median survival time（MST）、日本語では「生存期間中央値」と呼ばれています。「中央値」というのは、よく誤解がありますけれど、「平均値」とは全く違います。どちらもある集団での代表値には違いはないのですが、性質が異なる。どう異なるかは、たぶんみなさんはご存じないでしょうが、ここでの本質と関係ないので説明はしません。

とにかく、ばらつきというか、不確実性を伴う、一言でいうとアテにならない数字である。財前は専門家ですから、その数字の意味は分かるのですね。ただし素人には理解できない。

私が数字を出さないのは、主にこのためです。数字は一人歩きしてしまうのですね。たとえば「あと1年」と言われると、1年半は絶対に無理で、その代わり半年や9ヶ月は保証されたと考えてしまう。どちらも間違っていますが、それを説明することは難しいというよりほぼ不可能です。

それでも仮に、百歩譲って、百万言を費やして、患者さん本人には、この統計学的パラメーターの意味するところを理解してもらったとしましょう。だけど患者さんは家に帰ると、今度は、同じ素人である家族や親戚友人から、「なんて言われた?」と聞かれる立場になります。そこで患者さんが生物統計学の講義をすることなんて、できるわけがない。つまるところ、「あと1年、って言われた」と答えるしかない。そこで家族はぶっ飛んでしまう。患者さんが辛うじて理解した統計学的な説明の内容も、そこで吹っ飛び、なんにもならない。「あと1年と言われた」「あと1年」がぐるぐる駆けめぐるだけです。財前はそうはならない、ということを里見は知っている。

もう一つ、より重要な要素は、この場合、「どうして（不確実であるのに）予後が知りたいか」というのが明白である、ということですね。財前はこのとき、例の、食道がんの患者さん（佐々木庸平）が術後に亡くなったということで家族から訴えられ、一審では勝訴しましたが控訴されて二審で敗訴していました。断然、最高裁に上告して逆転勝訴する、と意気込んでいましたが、3ヶ月程度の予後ではそれは叶わない。里見もそのことを知っていたから、「目安」を提示したのですね。

このことを一般化して言うと、「どうしても知りたい」という人には「どうして知りたいのか」を尋ねるとよい、ということになります。これを教えてくださったのは、現在、広島大学の教授をしている岡村仁先生という精神科の先生です。岡村先生は、以前、私とがんセンターの同僚で、その時に「がん告知マニュアル」というのをまとめられました〔岡村仁:がん告知マニュアル. 国立研究開発法人国立がん研究センター 1996.〕。

岡村先生に、『白い巨塔』のビデオを見ていただいた際、こうコメントされました。「最初の、林田加奈子さんとのシーンでは、重大な病気であるという説明の後に、ほとんど反射的に予後を聞かれたのであるから、そこでいきなり告げてしまわなかったのは賢明である。しかし、不確定でも予後を知りたい、という患者はいて、その場合は、どうして知りたいのか、を確認して、その理由に対して具体的にアドバイスすればよい」。

私にもよく経験がありますが、「予後を知りたい」「分からない」「分からなくてもどうしても知りたい」、という患者さんは、たしかにいます。その時、「どうしてそんなことを知りたいのか」と確認すれば、いや来月家族旅行に行く予定があるとか、来年初めに孫が生まれるとか、娘が結婚するとかいう事情が出てくるかもしれない。それに対して、たとえば結婚式はもうちょっと早めた方がいいとか、その家族旅行は大丈夫だとか言えるのですね。

さて、ずっと『白い巨塔』を題材にしてコミュニケーションのことをお話ししてきましたが、このドラマは非常によくできています。まあなんたって私が作ったのですから(笑)。作る方もものすごく気合い入れてやってましたね。医療裁判も一つのテーマで、法廷のシーンも出てくるのですが、法律監修の弁護士の先生によると、このドラマの法廷シーンは、そのまま司法修習生の研修に使えるくらいのクォリティだそうです。

みなさんはこのドラマをご覧になっていないので、原作もご存じないでしょうからちょっと説明しにくいのですが、前にもお話ししたとおり、原作は昭和38年が舞台です。その時と今とでは、医療事情は違う。まあ、医者の権力闘争とか、そんなのはほとんど変わってない、という指摘もありますが(笑)。

それで、ストーリーの大筋、つまり財前が患者の遺族に訴えられ、一審で勝って二審で負ける、というのは変わらないのですが、その理由が違っています。

原作では、注意義務違反、つまり財前が診療で見落としをして、それが患者の死亡につながった、という判断で敗訴になったのですね。しかし平成版では注意義務違反はなかったことになっている。つまり、財前は、いわゆる「医療ミス」をしたのではない。患者が死んだのはがんのせいで、不可抗力であった。

ではなぜ責任を問われたかというと、説明義務違反、つまり、患者と家族に、十分に治療法の説明をしていなかったからなのです。あの、財前先生が突っ立ったまま患者さんに高圧的に説明するシーンを思い出してください。患者の妻の佐々木よし江さんが「切らずに治す方法は?」と尋ねた時に、財前はほとんど何も説明せず、「助かりたいのなら手術するしかない」と一蹴しました。

その時に、化学療法+放射線治療のやり方やメリット・デメリットをかいつまんででも説明していれば良かった、ということですね。もちろん、手術が一番救命率が高い方法なのでしょうが、すでにお話ししたように、「治る率が高い」イコール「その方法しかない」というのは、財前の価値観に過ぎない。たとえ多くの人がそれに同意するとしても、この患者ではどうか、それに納得するか、他の方法を選択したいのではないか、ということは別なんです。

ところで、財前が訴えられたのは民事裁判ですね。仮に、家族が主張するように、患者は財前に「殺された」、とすれば、財前は「犯罪者」として刑事裁判にかけられることになります。もちろん故意でなくても、非常に重大なミスで「死なせてしまった」ということであれば、業務上過失致死、というのに問われる可能性があります。これも刑事裁判の対象ですね。ただし、医療関係者がそんなに簡単に「犯罪者」にされてはたまったものではなくて、そういう訴追は慎重にされるべきだという見解も強いのですが、そのことはここでは触れません。

それに対し、「民事裁判」は、とにかく原告と被告の間に、折り合いがつかない場合に、言わば「納得できない場合」に持ち込まれます。だから財前にミスがあろうとなかろうと、それは本質的な問題ではありません。とにかく遺族と財前の間がこじれた、それが裁判所に持ち込まれた、というだけです。

医療ミスが仮にあったとします。この患者では、「切れば治る」と思われていた食道がんが実は進行していて、術後一気に悪くなり致死的になった、ということです。そうなると、悪化してからの救命は難しくて、「ミス」は、「進行していたのを見逃した」という診断の誤りになります。そうなると、一番責任を問われるのは、「切れば治る」と考えて外科に渡した里見先生です。そうですね。

しかし、遺族は、里見先生を訴えようという発想がそもそも出てこない。そこに「トラブル」がある、という考えが存在しないからです。極論すれば、財前を訴えることになった一番大きな理由は、あの面談の時の、「態度が悪かった」ということに行き着くかもしれない。そこで訴えようと考えて、あれこれ探した挙句、財前に「落ち度」が出てきた、ということになります。

これは正直、我々としては堪ったものではない。態度が気に食わんとか言われて訴えられるのだったら、私も相当危ない（笑）。だけどこの場合は、遺族もそんなに狂犬みたいな連中ではなくて、「これで納得できないのも無理もないよな」というところがありそうで、それならこのトラブルは回避できた可能性が十分にあります。

術後に悪化した時、もしくは、死んでしまった後にでも、財前先生が「残念だが手術の前は切れば治ると判断した。あの時点で転移がわかっていたとしたら、どのみち佐々木さんは助からなかったことになる。結果論では手術は無駄だったが、だからといって最初から諦めるわけにはいかなかったのだ。あの時、患者の命を救うための最善の、ほとんど唯一の方法が手術であるという判断は、やむを得なかったものなのだ」といったことを説明していれば、だいぶ違ったでしょうね。

財前は「俺はミスをしていない」ということにこだわったのが致命傷です。医療ミスをするようなヤブではない、そう思われるのは心外である。しかしながら、申し上げましたように、ミスがなければ、刑事裁判で責任を問われることはないのですが、民事では「ミスがあったかどうか」と「トラブルになる・裁判になる」もしくは「その裁判に勝つ・負ける」ということはイコールではないのです。プライドに邪魔された財前は、そこが理解できなかったようです。

ついでに、もしこれが刑事裁判で、財前が業務上過失致死に問われていたらどうなったか、というのをちょっとだけ解説しておきます。ドラマが製作された2003〜2004年時点での法律的な考え方では、刑事裁判は検察と被告人財前の間のもので、患者の遺族は当事者ではない、ということになっていました。よって財前が有罪になったとしても、遺族はもちろん賠償金も何もとれない。それどころか、証人申請でもされない限り、裁判において発言権もなく、事実関係の解明においても情報開示は一般と同じ扱いになる。つまり遺族は「部外者」として扱われ、下手をすると「本当のところどうだったのか」、ということも十分に知らされずに終わっていたのです。

ただしこれに対しては、「被害者」側がそんな蚊帳の外に出されてしまうようなことでいいのか、という議論が出て、２００８年12月から被害者参加制度、というのが実施されています。これによって被害者やその遺族が裁判に「参加」し、発言等が可能になっています。しかしこれでも、賠償金をとったりすることはできません。そのためには刑事とは別に、民事で訴訟を起こす必要があります。

そんな詳細はともかく、いずれにしてもこの『白い巨塔』は、原作が「医療ミス」の物語であるのに対して、平成版は「コミュニケーションの齟齬」の物語なのです。もちろんこれには、がんの告知が一般化したことをはじめとする医療環境の変化が関係しています。フジテレビと脚本家の井上由美子さんは、その背景をみごとに捉えて、ストーリーを残して趣旨を変更したのですから、偉いものです。私は、コミュニケーションの教材としては、英語ではバックマン先生のビデオがありますが、日本語ではこの平成版『白い巨塔』が一番ではないかと、本気で思っています。機会があればぜひ実際に観てください。

第4講

終末期におけるコミュニケーション

——医療者と患者のアブない関係

さてここからは、コミュニケーションの話からちょっと外れて、末期医療に関することを取り上げていきます。外れるといっても、末期になればなるほど、コミュニケーションは大事になるのはむしろ当然です。この講義で最初に挙げたヒポクラテスのいう「医者の武器」三つ、すなわち、言葉と薬草とメスのうち、あとの二つはあまり役に立たないのですから。

まずは、末期の一つ前の段階、がんに対する積極的治療の打ち切りについて、それをどう伝えるかまた患者に納得してもらうかについて考えます。以前にお話ししましたが、がん専門の医者をやっていると、これを告げなければいけないのが非常に辛い。今の私にとっては、これが一番頭が痛いことだと、言ってもよいでしょう。

患者には、がんだとは言ってある。治らないとも言ってある。だから、論理の帰結として、いずれがんで死ぬんだということにはなるのですが、だいたいの患者さんは死ぬつもりなんてこれっぽっちもありません。実際、治らないまでも、なんだかんだ治療をしてきた。それは、うまくいったのもあったけれど、全然いまいちのもあった。しかし、その全然いまいち、つまりちっとも効かなかった治療の後でも、患者さんは死ぬの生きるのという目には遭わず、医者側も、じゃあ次はこれをやろうかなんてやってきたわけです。

ところが今回に限って、もうやめようよ、やってもダメだよ、効かないし副作用で苦しむだけだよ、なんてこっちが言い出すわけですから、患者さんにとっては寝耳に水みたいなものです。今まで共に戦ってきた戦友が、いきなりいち抜けたで戦線離脱するような感じなんでしょうかね。先生、あんたは俺を裏切るのかってな話になる。

白状しますと、だから、というわけでもないですけれど、私も最近は「何かの治療をやってしまう」、ということが多いように思います。とにかく何かやってくれ、座して死を待つのは耐え難い、というのにつきあってしまうわけですね。抗がん剤だけでなくその副作用の対策も進歩してきましたので、仮に効かないにしても、副作用で患者を殺してしまったり死ぬより辛い目に遭わせたりする確率は随分と低くなった。だから、「ダメで元々」という気分になってしまうのですね。私が客員教授をしている杏林大学の腫瘍内科教授の古瀬純司先生は、肝臓がんなどがご専門で、以前は国立がんセンター東病院におられました。いつか、「先生、そういう時、どうしてます?」と聞いたら、「がんセンターの時は断っていたけど、今は、治療やっちゃうことが多いよなあ」と答えておられました。みんな同じようなものなのですね。

とは言いながら、それでもやっぱり、もうやるべきではない、という状況があります。がんに対する治療は断念して、緩和ケア一本、対症療法に絞る時期、というのは来る。看護学ではギアチェンジとか言うそうですが、そんな簡単に切り替えができるようなものではありません。

さてここで登場してもらうのが、またしてもカナダのロバート・バックマン先生ですね。前に紹介した教育ビデオ「Communication skills in cancer care(がん診療のためのコミュニケーションスキル)」には、「transition to palliative care(緩和ケアへの移行)」という状況が含まれています。もう一度おさらいしますが、この教材では医者役はバックマン先生自身がやっていて、患者役は役者さんです。状況のみを設定し、台本やリハーサルなしの一発勝負で収録されています。バックマン先生が患者に話す、患者役の俳優さんはそれに対してリアクションする、それにまたバックマン先生が対応する、というものです。

今回の設定は、患者は50歳くらい、乳がんかなにかの病気です。詳しいことは忘れましたが、本筋には関係ありません。なんにせよいろいろ治療はしてきたのですが、化学療法抵抗性となり、今回の化学療法でも肝転移が増大し、無効でした。今後の積極的治療は困難と思われます。そのことをバックマン先生は患者さんに伝えるのですが、本人は積極的治療の継続を強く希望、「諦めるわけにはいかない」と言い張ります。ここまではよくある状況ですね。ここでただ「諦めろ」と無理矢理説得にかかっても言い合いになるだけですから、バックマン先生はちょっと矛先を変えます。どうして「諦めるわけにはいかない」のか、と。

その理由を聞くと、患者さんは10代前半の二人の息子に「元気になる」と約束したので、それを裏切るわけにはいかないということでした。また息子たちは自分を頼りにしており、そのためにも諦められない、自分は彼らを見捨てるわけにはいかない、ということでした。こういうのはあらかじめ設定してあったのでしょうが、なんだかうまい攻め口を開けて待っていたような感じもします（苦笑）。まあそこは深く詮索せずに、バックマン先生の「スキル」を見ていくことにしましょう。

まずは、バックマン先生は、自分が、患者の息子たちに、患者さんのことを説明する、と言います。その時に、「あなた（患者）も一緒に同席して」と付け加えています。そしてその際に、治療が効かなかった、うまくいかなかったのは、「患者のあなたのせいでもなく、医者の私のせいでもなく、また、子どもたちのせいでもないのだ、これは病気のためで、残念ながら仕方がないのだ」と言って聞かせるということでした。

なんのことを言っているか、ちょっとピンと来ないかもしれませんね。まず、患者さんというのは、病気のことを、自分で家族に説明しなければいけない、と思っちゃうんですね。この患者は息子たちと約束したのを果たせなかった、それをどう言おうという余計な負担を持っていたわけで、そこは医者の役目なんだと患者さんの負担を取り除いてあげているのです。私の患者でもあり親友でもある新潮社の編集者は、40代で最初のがんになりましたけど、その時まず思ったのは「母親にどう言おうか」ということだったそうです。だからこれって結構、いろんな人が思っていることのようです。バックマン先生は、息子さんたちも、専門家である医者が説明すれば多少とも安心する」と言っていましたが、それはそうでしょうね。

もう一つは、病気が誰のせいでもないということ。我々にはそういう感覚は乏しいのですが、特にキリスト教では、神様と人間の関係から、子どもは、「お母さんの病気が悪くなったのは、自分が良い子でないからだ」と思ってしまうらしいんですね。なので、そうではない、これは罪とか罰とかではなく、こういうものなのだ、と言ってあげることは大事なのだそうです。

日本ではそんなことはないかと私は思っていましたが、そうでもないのだと、この間、日赤医療センターの緩和ケアの先生から聞きました。たとえばお母さんが病気である。子どもは小さい。そうすると、お祖母ちゃんがその世話をしている、という状況がよくありますよね。そこで、お祖母ちゃんが、「○○ちゃんがよい子にしていれば、お母さんはきっと良くなるよ」とか「○○ちゃんはよい子だから、神様はお母さんの病気を良くしてくださるよ」なんて言う、というのはありがちなことです。

ところが、お母さんの病気は良くなりません。そうすると、言われた子どもは、「僕がよい子でなかったから、お母さんが死んじゃう」と思ってしまう。まあ、子どもが胸に手を当てて考えると、いけないことの一つや二つ、必ず出てきますからね。お母さんの病気が悪くなったのはそのためか、僕のせいでお母さんは苦しむのか。だから、祖父ちゃん祖母ちゃんには、そういう、「よい子にしていれば……」なんてことを言わせないようにするのが大事だ、ということでした。言われてみれば確かにそうですね。

その次、「息子たちを見捨てるわけにはいかない」ということについて、その面でも我々は患者の力になる、とバックマン先生は強調します。まずはソーシャルワーカーさんにも相談して、社会的環境を整える。この際に、「これで社会的状況についてはお助けすることができる。これは医学的状況を変えることはできないが、しかし…」と、できないことはできないとはっきり言いながら、できることをやっていくのだと言っています。その他、緩和ケアスタッフとも相談するし、希望があればセカンドオピニオンのために誰かを連れてきても良い。

何より、「これで終わりではないのだ」ということを繰り返し強調しています。患者は、積極的治療の終了イコールあとは死ぬだけ、みたいに思いがちですが、そうではないのだ、まだやることはいっぱいあると。バックマン先生はいろいろとしゃべり続けます。

——The "end" isn't immediately here. Not at all. これで「終わり」なんかではない。決してない。

——I'm going to stay your doctor. You are not going to be deserted by me any more than you are going to desert your two sons. 私はあなたの担当医であり続ける。あなたが息子さんを見捨てないのと同様、私もあなたを見捨てたりしない。医者と患者のつながりは、親子間と一緒だと言い切っています。

——There are quite a lot of additional things we can put in place to help you. まだまだ、あなたのためにできることはたくさんある。

——It is not going to be easy, but there are people, myself included, who can maybe help. It still won't be easy, but it may be doable. It usually is. 私を含め、多くの人が役に立つと思う。簡単ではないけれど（ここでも、何度も「簡単にはいかない」という言い訳は入れていますが）、しかしそれは可能だと思うし、普通はできるものだ。

最後に、いつもと同じようにＳＰＩＫＥＳの最後のＳである「summary and strategy」、つまり今まで言ったことのまとめと今後のことを繰り返し、バックマン先生はこう付け加えます。

——The important thing is that... you are still my patient and I'm still your doctor. We will deal with each obstacle and each symptom and each problem as it arises. 大事なことは、今でもあなたは私の患者で、私は今でもあなたの医者なのです。いろんな障碍、症状、問題が出てきたら、その都度我々は一つ一つ対処していくのです。

この「you are still my patient and I'm still your doctor」というのが良い言葉でねえ、涙が出そうですね。積極的治療は終わる、だけど私とあなたの関係は何も変わらない、と言い切っているわけです。私は、このセリフを吐かずに、積極的治療の中止を告げることはできないのではないかと思いますね。少なくとも私にはできそうにない。これで治療は終わり、後はホスピスの先生に診てもらえ、というのでは、どう理屈をこねようとも、やはり患者からすれば「見捨てられた感」が強いでしょう。

余談ですが、この「you are still my patient and I'm still your doctor」という言葉、最初このビデオを観た時に、どこかで聞いたセリフだよなあと思ったんですよ。そうしたら、これとそっくりな歌詞がありました。

1980年代に流行った「The power of love」という歌に、〝Cause I am your lady, and you are my man〟という一節があります。歌っているのはジェニファー・ラッシュという女性歌手です。歌詞の一部はラッシュ自身も作詞したそうです。この人はニューヨーク生まれですがこの曲が売れたのは主にヨーロッパです。私はまだ学生の時でしたが、一発で聞き惚れましたね。YouTube で聞けますので、もしよければ聴いてみてください。

この曲は、いろんな歌手によってカバーされています。ローラ・ブラニガンとかヘレン・フィッシャーとか、つったって知らないでしょうけど。しかし一番有名なのはなんたってセリーヌ・ディオンのカバーでしょう。本家よりもはるかに売れました。え？ セリーヌ・ディオンを知らない？ そうなの？ なんか話がしにくいなあ（笑）。あの、『タイタニック』の主題歌を歌った人。それなら分かる？　良かった。

私は女性歌手の中でセリーヌ・ディオンが一番うまいと思っていて、ホイットニー・ヒューストンがNo.1だという家内と意見が合わないのですが、そんなのはどうでもいいけど（苦笑）、この「The power of love」については、やはりジェニファー・ラッシュの方がはるかに上ですね。ラブソングの最高峰だと思っています。

何が言いたいかというと、ラブソングの「I am your lady, and you are my man」という歌詞と、バックマン先生の「you are still my patient and I'm still your doctor」というセリフが、瓜二つであるということ。それでこのビデオを見てると、涙ぐむ女性患者に対してバックマン先生がずっと、目をみつめて真摯に語りかけているんです。なんか途中から、医者がこの患者を口説いているように見えてくるんだよね。患者から全幅の信頼を寄せられないとこういう話はできないし、医者は患者の全人生を引き受けるみたいなことを言ってますからね、恋愛関係の近似形みたいなものです。

キリスト教なんかによると、「愛」には4種類あるのだそうで、ストルゲー（家族愛）、フィリア（隣人愛）、そしてアガペー、エロースです。アガペーというのは神様の愛に相当して、全く見返りを期待しない、一方的な性質を持つのだそうです。そしてエロースは性愛ですね。男女の愛、と言ってもいいのだろうけど、最近は同性間のエロースも多いから。

ちょっと誤解を招くかもしれませんけど、私は、すべてのコミュニケーションはエロースに行き着くのではないか、と思っています。その昔、レーガンという俳優上がりのアメリカ大統領がいましたが、とにかく人気のある人で、「グレート・コミュニケーター」と呼ばれていました。歴代の大統領の中でも高齢だったのですが、「いいおじいちゃん」的なキャラクターでしたね。その魅力を分析したある新聞が、「一種のセックス・アピールである」と指摘していましたが、私はなるほどなと思ったことがあります。

いろんな人間関係の中でも、医療者と患者、とか、教師と生徒、というのは、エロース的な要素が強いように思います。教師と生徒については、内田樹という思想家が、どうして教師と生徒に性的なスキャンダルがよく出てくるのか、という論評をしています。内田先生によると、それは教師と生徒が「あるまじき関係」になる、のではなく、そもそもそこにはエロース的な要素が強いのだということです。その詳細は略しますが、とにかく、もともとそうだということを自覚していないことから落とし穴にはまるのだ、ということです。

医療者と患者の関係にも、これがある。その証拠として、患者さんと結婚してしまう看護婦さんって、結構多いんですよね。私が横浜の病院にいた時、25年くらい前だったと思うけど、病棟の看護婦さんがリンパ腫の患者と結婚してしまいました。その時も、リンパ腫はかなり予後が良い病気にはなっていたけれど、なんたって悪性腫瘍ですからね。それでいいのか、同情しているだけなんじゃないのか、というようなことを婦長さんとだいぶ話していたような覚えがあります。

医者だってそうです。これはご本人が本に書いておられるから言ってもいいのでしょうが、元国立がんセンター総長の垣添忠生先生という方は、若い時にある病院にアルバイトに行って、病棟の患者も診ていた。そのアルバイト先で入院していた12歳も上の女性患者さんと駆落ち同然で結婚して、家から勘当されています。そういうのは、大昔からあって、紀元前4世紀に書かれたと言われる「ヒポクラテスの誓い」の中に、こういうのがあります。「どの家に入ろうとも、それは患者の福祉のためであり、……男女を問わず、……情交を結ぶようなことはしません」。わざわざこう書いてあるからにはつまり、その時代から、医者が患者やその家族と個人的な関係になることがあった、ということですよね。

いや別に、いいんだよ、駆落ちしようが勘当されようが（笑）。ただし、医療者は患者との関係には、もともとそういう性質が内包されている、ということは自覚しておくべきでしょう。その上で胸に手を当ててよく考えて、やっぱり私はこの人と、っていうのだったら止めはしません。だけれど、分からずに流されてずるずると一緒になるのはやっぱりよくないでしょう。

あともう一つ、というか、あと三つ、ここからみなさんが気をつけるべきことがあります。その一つは、医療者と患者の関係が、かくの如く恋愛関係に似ている、そこに生じる感情は恋愛感情に近くなるとすれば、「深入り」してしまうということです。

ホスピス病棟などでは、看護婦さんが非常に高率にバーンアウト、つまり燃え尽きてしまうそうです。それは特に、まじめな人に多い。全身全霊で、家族や恋人を看るようにやっていれば、そりゃあ燃え尽きますよね。患者さんは皆死んでいくわけで、その死に方も、全部が穏やかに安らかにというわけにはいかない。不穏になったり、せん妄になったり、最後には誠心誠意看病してくれたナースのことがわからなくなる、もしくは暴言を吐く、暴力を振るうなんて、「壊れてしまう」末期患者も多い。

こういうのはそれこそ、「あなたが悪いせいではない」のであって、病気のためなのですが、ケアする側は無力感にさいなまれることになります。だから患者の一人一人に個人的思い入れをしていれば、やってられなくなるのが当然でしょう。

そういう場では、いかに患者と心理的に距離を置くか、そして、あえて言えば「演技として」患者に優しく接するか、というのが非常に重要になります。我々はプロなのですから、みなさんもプロフェッショナルになるのですから、素人と同じような「情熱」に突き動かされているのではいけないのですね。

二つ目。こっちはそういうふうに患者と距離をうまくおくようにしても、向こうが勘違いしてしまうことがある。患者が医療者のストーカーになるという話は、私自身は幸いにしてまだ周囲で深刻な事態になったというのを見聞したことはありませんが、あちこちで起こっているようでして、今後も必ず増えます。

そういう時にはどうするか、は一言ではなかなか言えないのですが、とにかく早めに上司なりなんなりに相談した方がいい。相手も悪気があってのことではない、とか、自分が注意していればもしくは我慢すれば、なんて思わない方がよい。とにかく少しでも「あれ？」と思ったら、組織を巻き込んで身を守る行動に出るべきだと思います。今の日本では、いよいよになってから相手をピストルで撃つ、なんてことはできませんし、なんとなく、患者という弱者は無条件で善である、とみなす風潮もあって、医療者を守る態勢は十分とは言えないと思います。

そういうことがなければいい、みなさんに起こらないようにと、私は切に願います。しかしながら、場合によっては、これはみなさんが職場を辞めてキャリアを諦めなければ身の安全を守れない、という事態になることも十分にありうる。そのくらい深刻な問題である、ということだけは認識しておいてください。

そして三つ目。さっき、私は、医療者と患者の関係と同じように、教師と生徒の間にもエロースが含まれている、と言いました。そうすると、論理の行き着くところ、みなさんは、私にも気をつけろということになるよね（笑）。そうなんだよ。特にこういう、もっともらしいことを親切ぶって言うオヤジは、あまり信用しない方がいいね。これはだけど、私の人格を、ということですからね、講義の内容はちゃんと信用して聴いてもらわないと困るよ（笑）。

＊

ここから終末期医療の具体的な話に入るはずなのですが、その前に、医者—患者関係について、ちょっと触れておきます。

今までもこの話はちょこちょこと出ていて、パターナリズム、ということをお話ししましたね。それとともに自己決定権や、愚行権、というような言葉も紹介しました。さらに、インフォームドコンセントについて、そしてその形骸化の指摘、更には理想論と現実との乖離、というようなことも前に『コード・ブルー』を題材に少し紹介しました。これからお話しすることは、その続きというか、一般論として、と思ってください。

さて、「本来の」インフォームドコンセントにおいては、患者と家族が、病態について完璧に理解していて、その上で治療法なりを自己決定で選ぶ、ということが大原則です。向こうが分かってないとなったら、正しい選択はできない。もし分かっていないのだったら、それは分かるまで医療者が説明しないといけない、ということになります。

今、こういう考えについて表立って反対するにはかなりの勇気が要りますが、こんなの、つい最近まで常識でもなんでもなかった。私も思い出があります。以前お話ししたように、平成2年に横浜の病院で、私は部長とともに「がんの病名告知」を始めたのですが、その直前、私は自分の医局から言われて、ある私立大学へ出向していました。まだ研修医の時代の話だと思っていただいて結構です。

世の中一般でがんの告知はされていなかった頃ですが、そこの私立大学のK教授は特に、「患者には絶対にがんだと言ってはいかん」という信念の持ち主でした。その時、私の受け持った患者が、肺の手術を受けました。術前は良性疾患と思われていたのですが、手術して、摘出した標本をよく調べると、がんの組織が発見された。切除した外科医も気がつかなかったのですね。だから取り残しがあるらしい。そうなると、もう1回手術して、ちゃんと取り直すしかない。それも、なるべく早くやらないといけない。これについては医局でも全員が同意しました。

　ところが患者本人は、もう手術が終わって、後は退院するだけと思っています。受持ちだった私は、患者さんに再手術の必要性を分かってもらうために、病名告知をする必要があるのではないか、とカンファレンスで発言しました。ところがK教授は、ダメだという。

「ですけど先生、間違った情報をもとに、患者に正しい行動を取れというのは無理なのではないでしょうか」という私に対し、教授は「正しい行動に導いてやるのが医者の務めだ」と言って、取り合いません。どこかで聞いたセリフですよね。そう、あの『コード・ブルー』で、白石先生の指導の脳外科医・西条先生が言ったことと全く同じです。ちなみに当時の私が言ったのはインフォームドコンセントの原則論ですね。

　大概はここで上司に逆らわず引き下がるのでしょうが、私は昔からそういうのが苦手でね（笑）、何やかやと抵抗しました。あまりそういう「言うことを聞かない医局員」に慣れていないのか、K教授は段々腹を立てたみたいで、遂には「お前は、肺がんの5年生存例を何人見たことがあるのか！」と怒鳴りました。これはちょっと分かりにくいかもしれませんが、肺がんはそれだけ予後が悪い病気である、だから目先のことのために病名を伝えてしまうと、後で患者が苦しむことになる、というパターナリズム的な考えです。

　ところが私も若気の至りでね、よせばいいのにこれに対して、「私はまだ医者になって3年半ですから、5年生存例なんて、一人も見たことがあるはずがありません」と答えた（笑）。K教授は怒りまくってましたね。

　まあ結局は、それでも「言うな」、ということでしたから、「万が一、患者さんが手術を渋ったら、K先生にお話しいただくかもしれませんが……」ということで引き下がって患者さんに話をしたら、あっさりOKされて、病名を言わずに手術されました。

そのK教授のことを悪く言うつもりはありません。あの先生は、患者さんのためを思ってそういう方針だったのです。だけどその後10年ほどで、日本も一気に「告知へ、インフォームドコンセントへ」と舵を切りましたから、世の中の「常識」なんてはかないものです。本質的にどちらが正しいか、ということではないのでしょうがね。

また余談になりますが、これには後日談があってね、その後で私は自分の医局から呼び出されました。あのカンファレンスでの私の言動が、私立大学の方で問題になっている、ということでした。助教授と講師が私の医局に言いつけたそうです。私は「へ？」と思いましたね。だって、最終的には私はその場の結論に従って、K教授の指示通りにしたのですから、別に反乱を起こしたわけではありません。だけど、向こうでは、学生や研修医もいるカンファレンスで、教授の意見に反対すること自体が問題なんですって。

うちのO教授に呼ばれてね、「お前なあ、もうちょっとうまくやれよ」なんて言われました（苦笑）。「だって先生、私は教授の言うことに逆らうな、なんて先生から教わらなかったし、実際、いつも文句ばっかり言ってましたけど、先生は何もおっしゃらなかったじゃないですか」と噛み付く私に、「うちはいいけどさ、よそはそうでもないんだよ。それを知るのも勉強だ」なんて、O先生は諭されました。

だからね、「白い巨塔」って、本当にあるんだよね（笑）。うちのO教授は例外的な大人物で、何言ったって構わないけど、よそでは上に逆らっちゃいけないんですって。というか、うちの医局ではそういう「世の中のこと」を何も知らずに済む、ということは、逆に、いかに教授の権威が強いか、ということかもしれないですね。本当にファミリーというか、一家というか、もうヤクザと大して変わらない（笑）。

そんなのはどうでもいいです。いずれにしても、『コード・ブルー』のところで指摘したように、医療者と患者側では、病態に関する知識に決定的な差がありますから、なかなか「対等の立場で話し合って決める」という理想論にはならない。我々は「お任せします」とも言われるし、どうしても「正しい」もしくは正しいと我々が思う方向へ誘導してしまいがちです。あの私立大学の教授先生を「古い」と笑うことはできません。本当に、私はK教授は間違っていた、と思ったことはありませんよ。ただ、うちの医局にタレこんできた、あそこの助教授と講師は、今でも心の底から軽蔑していますけど（笑）。

さてそういう現実を踏まえて、なんですが、医者と患者の関係というのはどうなのか、またどうあるべきか、というのがいろいろと検討されています。エマニュエル先生という方は、これを4つのパターンに分けています〔Emanuel EJ, et al. JAMA 1992;267:2221-2226. PMID:1556799〕。

その第一はPaternalistic model、つまりパターナリズムということです。すでにお話ししました通り、ここでは医者は患者の保護者の役割を担います。

第二はInformative model、情報提供モデルと言います。ここでは医者は熟練工であって、「お客さん」である患者から注文を受け、やれと言われることはやるんですね。だから手術をやれ、と言われればやるし、化学療法で行ってくれ、と注文されればその通りにする。ただし注文は患者の方からしないといけなくて、医者側はこっちがいい、とか言わない。これだと当然、治療の内容が分かっていないと「注文」は出せないですよね。きょうび、ビックカメラの従業員なんかの方がもっとずっと親切ですよね（笑）。

その次がInterpretive model、解釈モデルと呼ばれるもので、医者はカウンセラーに相当します。

だからビックカメラの担当者みたいなもので、手術にはこれこれというメリットとデメリットがある、化学療法にはこれこれという長所短所がある、それでどっちにしますか、と説明してくれるというものです。解説はしますが、患者の「代わりに」選んだりということはしません。

最後がDeliberative model、協議モデルというもので、医者は教師もしくは友人として、患者に助言し、一緒に考える、ということです。エマニュエル先生はこれが望ましいと考えているのは明らかです。また日本でもこれこそが理想の医者—患者関係、なんて言う「専門家」が多いのですが、私は本当かいな、と思っちゃうんですね。

だって、何度も指摘したように医療者と患者では、知識の差が決定的ですから、同じ土俵で「友人のように」なんてやれるはずがない。「教師のように」だったら、「教えて」そっちへ引っ張って行けるのですから、結局のところ、あの『コード・ブルー』の脳外科医の西条先生みたいに、体裁だけを整えた「隠れパターナリズム」になるでしょう。

話は飛びますが、裁判員制度って知ってます？　アメリカでは陪審員制度と言って、たとえば刑事事件なら、一般人から成る陪審員が評議してまず被告が有罪か無罪かを決める。これを評決という。評決には裁判官は関与しません。その後で、有罪ならプロの裁判官が量刑、たとえば懲役5年、とかの判決を下すのですね。日本の裁判員制度はこれをちょっとだけ真似て、一般から選ばれた裁判員が、裁判官と一緒に協議して、有罪無罪と量刑まで含めた判決を下します。

そんなのね、一般人がああだこうだ考えても、プロの裁判官がいやそれはそうじゃないとか、法律ではこうなってるとか「助言」するのですから、引っ張られちゃうでしょうね。だから一般人の感覚を裁判に取り入れる、なんて言っても、中途半端ですよね。プロの裁判官からすれば、わけのわからん素人が変な決定をしないように、ということになるんでしょうが、だったらあんな制度作らなければいいのに。日本の役人はおためごかしに形式だけ整えるのが多いのですが、この「協議モデル」を有難がる専門家も同じようなものだと私は思います。あ、これは飽くまで個人の感想ですよ。胸のところにテロップ流しておいた方がいいかな（笑）。

また、別の分類をしている人もいます。その一人、カール・シュナイダー先生はアメリカのミシガン大学の法学部と医学部の両方の教授だそうですけど、彼はインフォームドコンセントにかなり懐疑的で、「失敗した概念である」と言い切っているそうです。

シュナイダー先生の分類では、こうなっている。まずはConsumer choice model、消費者選択モデル。つまり患者は客であって、選ぶのは客だというものですね。患者の自律性を強調し、自己決定権の尊重するのですが、シュナイダー先生は、これは必ずしも、患者の利益にならないと言っています。どうしてか？　理由は明らかで、患者は素人で間違った選択をするからです。

たとえば乳がんの患者がいる。乳房を切らなきゃいけないと外科医は言う。それは嫌だ。こちらに、放射線治療で、おっぱいを残してもがんは治る、という医者がいる。患者はそちらを選ぶ。これはまあ、いいとしましょう。ただ、放射線も、被曝をするから怖い、嫌だ。そしたらこっちに、赤外線で治りますよと言う奴がいる。確かに、赤外線でがんの治療をしようという研究はあるようで、マスコミでも報道されている。ならば治るんだったらそっちの方が、ということで、外科医や放射線科医の制止を振り切ってそっちに行ったのだけれど、そんな、ただ赤外線をあてるだけの「治療」なんて効果が出るはずもなく、がんが進んで手遅れになって死んじゃった、という話は実際にあります。

ここで、手術と放射線治療は、同じ「治療」として比較対象になるけど、赤外線は完全な詐欺です。ただし悲しいかな、素人には見抜けない。詐欺で捕まった後ではマスコミもボロクソに叩きますけど、そうでなければ表に出ませんのでね。どうかするとそういう詐欺治療の宣伝が、堂々と新聞の広告に載ったりする。

これが本当に「お客さん」なら、悪徳業者に騙されて損したあんたが悪い、自己責任、ということになりますが、医療でそれを言っていいのか。これは京都大学の佐藤恵子先生からお聞きしたのですが、医療者と患者の関係は、商売のような「契約」ではなくて「信託」だそうですね。契約はお互いが合意していれば何してもいいけど、信託は100%面倒を見なければいけないものである。だから全部あんたが決めろ、こっちは全面的にそれに従う、という関係にはなり得ないらしいです。

それでシュナイダー先生が推奨しているのはConsumer welfare model、消費者福祉モデル。医療者はプロとして患者に「ベストのもの」を勧めるというもので、大概の場合、これが最良になる、と言っています。そりゃあそうでしょうね。だってプロなんだから、そこは間違えないのが大前提になります。

シュナイダー先生は、「倫理学者たちは、強制的な自律性とも言うべきものに向かっている」と批判しています〔Hall MA, et al. JAMA 2000;283:2390-2392. PMID:10815076〕。すなわち、患者は、好むと好まざるにかかわらず、自己決定をしなければならないという、強迫観念みたいなものに支配されている。しかし、患者は素人で、「医師と同じレベルの知識」と「完全な理解」を前提とする自己決定なんて、無理に決まっている。実際、患者さんに調査してみると、治療について、説明はしてほしいが決めるのは医者が決めてほしい、というのが圧倒的多数だそうです。

シュナイダー先生は、完全なインフォームドコンセントなんて無理で、有能な医者が実際にどうしているかというと、もっとなあなあでやっていて、それで患者もハッピーだと指摘しています。我々は、インフォームドコンセントで満点を取るのが目的ではなくて、患者のためにやっているのであるから、目的をはき違えてはいけない、と。これはその通りですよね。

だけど全部医者が決めるのだったら、大昔からのパターナリズムとあまり変わらない。そこで、さっきの佐藤先生は、これをちょっと改変した「Sommelier model」というのを提唱されています。ソムリエってのは分かりますかね。レストランなどで、ワインを勧めたりする人。この料理にはこのワインが合いますとか、こういう嗜好の方にはこちらがお勧めです、という感じです。

つまり、患者の好みを考慮に入れて、プロが勧めるということです。たとえば抗がん剤の中には副作用でしびれが強いもの、というのがありますが、私もピアニストである患者方に、その薬を外して治療法を組んだということがありました。そういうプロでないと持ち合わせていない細かい知識を駆使して、患者の希望に沿った治療を考える、ということでしょう。

ちょっと話は変わりますけど、先日、『白い巨塔』や『コード・ブルー』を作ったプロデューサーと、久しぶりに食事をしました。その時に、今の医者は、「どうしますか」って言い過ぎだ、という話になりました。『コード・ブルー』で、重症熱傷で助からない患者の奥さんの、「どうされますか(って言われても)」というセリフを紹介しましたよね。患者側は「こっちに振るなよ」と戸惑うことが多くなっています。

最近は、「お任せします」と言われて、「任せられても困る。あなたの問題だから、自己決定をしてくれ」という先生も多いみたいですね。シュナイダー先生が指摘した、「強制的な自律性」です。この場合、今までは医学的な知識の差のことばかり問題にしましたが、実はそれだけではありません。「完璧に分かっている」患者がいたとしても、やはり迷うのです。

フランツ・インゲルフィンガー先生は食道がんの権威で、ニュー・イングランド・ジャーナル・オブ・メディシンという世界最高の医学雑誌の編集長まで務めた方です。みなさんはあのＳＴＡＰ騒動でネイチャーという雑誌のことはお聞きになったかもしれませんが、あれは医学と限らず科学一般の基礎研究の方、こっちは臨床医学の雑誌で、これに自分の論文を載せることは臨床医の夢の一つ、くらいに権威のあるものです。

さてインゲルフィンガー先生は、ご自身が食道がんになってしまわれた。だいたい、医者は自分が研究している病気になる、というジンクスがあってですね、私はそのうち肺がんになるだろうと予測しています（苦笑）。それで、先生は、治療について、どうしたらよいか分からなくなってしまった。具体的には、一応手術はできたのですが、その後で放射線治療を追加すべきかどうかで迷われたということです。

周囲のみんなが心配していろいろ助言してくれるのですが、役に立ちません。ああいう報告がある、こういう論文がある、と紹介してくれても、「知ってる、そんなこと」ですよね。インゲルフィンガー先生は食道がんの第一人者なんです。データはすべて知っていますが、データなんて所詮、他人様のものなんですよね。自分はどうしたらいいのか。「自分は、最も情報を持ち合わせている患者(most informed patient)であったが、何も決められない」と書いておられます。奥さんも子どもさんも、みんな医者なのですが、何の役にも立たない。手術から身体は回復しても、仕事も手につかなくなった。

そこで、ある友人がこう言ってくれた。「フランツ、君に必要なのはドクターだよ」（What you need is a doctor.）この一言で先生は、ああそうだよな、と翻然と悟って、自分の治療を信頼できる同僚の医者に任せ、ご自身は仕事に復帰され、雑誌の編集長業務も再開されたということです。

その時の経験をもとに書かれた先生の遺稿が、１９８０年にそのニュー・イングランド・ジャーナルに発表されています〔Ingelfinger FJ. N Engl J Med 1980;303:1507-1511. PMID:7432420〕。先生はこう書いておられます。

患者の前に「できること一覧」を並べて、「あんたの人生だから、自分で選んでくれ（Go ahead and choose, it's your life)」というだけの医者は、過誤を犯しているのではないとしても、自分の義務を矮小化している。

医者は、自分で責任を負わねばならない。患者の方に負わせてはいけない。

自分の修業や経験を駆使して患者の前に具体策を提示することをしようとしないような医者（physician）は、あの、だいぶ燻ってはきたがそれでもなお輝かしい、「ドクター（doctor)」の称号に値しない。

ここでは、physicianという言葉と、doctorという言葉が意図的に分けられていますね。ドクター（先生）、と呼ばれるような医者は、おのれの責任から逃げてはいけないのだ、ということです。医者と患者の、両方を経験した先生の言葉だけに、重みがありますね。

これは35年も前のものではあるのですが、人間の感情というか心理というか、私は「人情」という言葉が好きですが、そういうものは、30年や50年では変わらないと思います。我々はプロとして、プライドを持たないといけない。もちろん、そのために患者に対して尊大で傲慢になったというネガティブな面もあったでしょうが、それはプライドを捨てればいい、という問題ではありません。

ここでまた今さらですが、このゼミをみなさんが選択される前に、私の書いたシラバスを読みましたよね？　そこに「患者様」という言葉は禁止する、継続的に使ったら落第で救済措置はないと明記しておいたはずです。幸いにこの教室では1回も聞いていませんが、このような汚い言葉を、医療者は決して使ってはいけません。私はこれを使う者を、心から軽蔑しています。

どうしてか、というのは説明いたしません。そう言われてもよく分からない、などという語感に無神経な人間は、どうしようもないから相手にしないことにしています。

いや、いいんだよ、患者を客として金儲けをする人たちがいても。私は他人の商売に口を出す趣味はないのでね。だけど、そういう連中と、私は、そして将来の君たちは、決して同じ仕事ではありません。我々は、プライドと、精神（スピリット）を持っていなければいけません。

医者と患者関係のことで時間切れになって、終末期医療の各論に入れませんでした。これはこの次からにします。

第5講

DNRの限界とコミュニケーション

——どうする、どう考える

今回から、ターミナルケアに関する問題をいくつかお話しします。まずはいくつか用語について押さえておくことにしましょう。もともと違った意味で使われることも多いので、ここではこういうことを指す、というのを決めておかないと後で混乱します。

まずは「DNRオーダー」というものです。DNRとは、Do not resuscitate、蘇生するな、という命令形の略です。これは本来は、蘇生術（心臓マッサージ・人工呼吸管理など）を行えば救命の可能性があるが、QOLは期待できないような場合、患者が蘇生術を行わないように希望すること、を指します。命令形の主体、というか、オーダー（指令）の出し手は患者であって、受け手は医療者側、ですね。どうしてこういう「指令」を出すか、は分かる？

相良

十分な回復の見込みがないのだったら、これ以上苦しみたくないし、また家族にも迷惑がかかるし、自分は貧乏でお金も払えないから、ということじゃないですか。

まあそういうことだけど、貧乏だから云々は余計だね（笑）。もちろん、本音のところではそういうのもあるでしょうが、それで命を諦めるというようなことは、今の日本では建前上あってはならないことになっています。

せっかくだから言っておくけど、相良さんは一言余計だね（笑）。それも、ウケを狙って余計なことをわざと言ってるでしょう？　いや、別にそれを叱っているわけではありません。なんたって、私がそういう性質だから（笑）。だけど、自分でそのキャラクターであるということを自覚していないと、その余計な一言が墓穴を掘ることになるので、気をつけた方がいいよ。同じキャラを持つ私が言うのだから間違いない（苦笑）。

ただ、末期医療では、ＤＮＲはちょっと違う意味に使われています。本来は、少なくとも命は回復の見込みがある、だけどＱＯＬが期待できないから、「そこまでして命をつながなくてもいいからやめておいてくれ」という意味ですから、がんの末期のように、何やったって回復の見込みはない、という場合は対象外です。しかし最近は、そういう、そもそも回復の見込みがない場合に、患者もしくは家族から「蘇生術をしなくてよい」という了解を取ること、に使われることが多いようです。

回復する見込みなんてないのだけれど、儀礼的に心臓マッサージやったり、人工呼吸器につなげたりという蘇生術もしくはその真似事をやってしまう、というのは悪しき伝統としてやられているのですね。そういうことをしない、と確認すること。これを、本来のＤＮＲと区別して、ＤＮＡＲ（Do not attempt to resuscitate）と呼ぶこともあります。蘇生「しようと」するな、ということです。しようとしてもどうせできないのだけれど。

私はこの、どうせ蘇生できないときにわざわざＤＮ（Ａ）Ｒをとる、ことに批判的です。それはこれからつらつら述べるのですが、ちょっとだけ触れておきましょうか。心肺蘇生術の対象外、という病態がいくつかあってね、ここに人が意識不明で倒れているけど心臓マッサージや人工呼吸をやるべきでない時、というのがいくつかあります。たとえば死後硬直が出てる時、もしくはわかりやすいのは首と胴体が離れている時。それと並列に、慢性消耗性疾患の末期であると分かっている時、というのがあります。がんの末期はまさにこれに相当する。だからそういう時に蘇生術をやろうとするのは、首と胴体が離れている、明らかな死体に心臓マッサージやるのと同じようなものなのです。

ＤＮＲオーダーの「指令」にはもう一つ、とにかくこういう場合、主治医から、医療チームに、「この患者は心肺停止の場合でも蘇生術の対象にはならない」と周知すること、という意味もあります。この場合、「オーダー」の出し手は主治医で、受け手は他の医療者です。当直が勝手に心臓マッサージやったりしないように、というようなことです。

あと、「尊厳死」と「安楽死」という言葉について触れておきます。これはなんとなくの区別はあるのですが、あまり厳密なものではなく、お互いに重複した意味で使われることも多いようです。その「なんとなく」の感覚だと、「尊厳死」とは、すでに末期状態にある人に、無理な延命措置を控え、自然に死を迎えさせること。要するに放っておいてもすぐに死んでしまう人を安らかに逝かせてあげること、ですね。一方、「安楽死」というのは、なんらかの積極的手段で、患者の死期を早めてしまうこと、です。英語では euthanasia という難しい言葉もありますが、mercy killing（慈悲殺）という直接的な表現も使われます。だから対象は、もちろん末期なのでしょうが、まださしあたって放っておいても死なない人、ただし非常な苦痛を伴っている人、ですね。

すぐお分かりのように、安楽死の方が倫理的な問題は大きい。なんたって「殺してしまう」わけですからね。実際のやり方は、医者が致死薬を処方して患者が飲む、というやり方が一般的ですが、これをそのものずばり、physician-assisted suicide（医師の幇助による自殺）と呼ぶこともあります。だから「自殺」なんですね。世をはかなんで自殺するのに、「病気を苦にして」という人は多い。末期で苦痛を伴う場合には「安楽死」でＯＫであり、同じ病気でもそうでない場合は普通の自殺でだめなのでしょうか？　その線引きは誰がどうやってするのか？　キリスト教では自殺は不可、ですからね。けっこうこれが問題になって、裁判になったりもしています。なお厳密には、医者が手を下す「安楽死」（慈悲殺）と、致死薬を処方する「幇助による自殺」を区別することもありますが、ここでは同じものと見なしておきます。

アメリカで、ジャック・ケヴォーキアンという医者が、この「医師の幇助による自殺」を１００人以上の患者にやって、殺人罪で告訴されたことがあります。この先生にはもちろん賛否両論ありますが、これはさすがにまずい、という例には、ギラン・バレー症候群の患者まで殺っちゃったというのがあります。この病気は、一時的に全身が麻痺してしまいますが、一般的には一過性で、その間を乗り切ればもとに戻りますから、単にその時の症状が重症だからといって、それを死なせてしまうのはまずい。このように、「末期で回復不能、あとは苦痛のみ」という安楽死の構成要件を外してしまうと、途端に「人殺し」になってしまいます。

そういう要件を厳密に審査した上で、ですが、安楽死、これには physician-assisted suicide も含みますが、そういうのを合法化しているのは、ヨーロッパではスイス、オランダ、ベルギーなどで、アメリカは州によって違うのですが、オレゴン州やワシントン州などでは認められています。

最近話題になったのは、29歳の悪性脳腫瘍のアメリカ人女性が、安楽死を受けるためわざわざオレゴン州に移住してきて、ご主人の誕生日を祝った後、処方された致死薬を飲んで「自殺」したということがありました。その前にビデオメッセージで「世界よ、さようなら」というのを発信しています。非常にドラマチックに演出していて賛否両論大騒ぎになりましたが、こういう安楽死そのものはこの人だけがやったわけではありません。

ただこの女性は、まだそれほど衰弱しているわけでもなく、持続的な耐え難い苦痛があったということでもない。そうなる前に、というのですから、その分反対論も強かったように思います。ついでながら、マスコミではこれを「尊厳死」と表現していましたが、本来の区別からするとこれは誤用です。「安楽死」または「医師の幇助による自殺」が正しい。

ちょっと長くなりましたが、以上の言葉の定義を頭に入れた上で、ターミナルケアの実際をみていくことにしましょう。題材はまた『コード・ブルー』です。このドラマは、救急医療を扱っているはずなのに、なぜか末期患者がどんどん出てくるんだよね（苦笑）。

患者は29歳の男性で、病気になる前は心臓外科医でした。筋萎縮性硬化症（amytrophic lateral solerosis：ＡＬＳ）という神経難病を罹患してしまいました。この病気は全身の筋肉が冒され、呼吸筋が麻痺すると自力で呼吸ができなくなります。先ほどのギラン・バレー症候群と違い、回復しません。有効な治療法もありません。この患者さんも病状が進行し、末期状態となっています。自力呼吸ができなくなると人工呼吸器をつけないとそのまま死亡しますが、患者はすでにＤＮＲオーダーを提出しています。つまり、呼吸が止まってもそういう延命措置をとらないでほしいということです。

これは、「本来のＤＮＲ」に相当しますね。人工呼吸器で、命はさしあたり助かりますし、意識も保てますが、動くことはできないし回復の見込みはないのだからそういうことはしないでほしいということです。ちなみに、人工呼吸器をつけたとして、この病気の患者さんで、最後まで動かせるのは眼筋です。だから目を動かしてコミュニケーションをとることになります。

もうひとつついでに言えば、宇宙物理学者のホーキング博士がこの病気であることが有名ですね。ホーキング博士はＡＬＳとしては経過が長すぎて、類似の別の疾患ではないかという指摘もあるようですが、とにかく、自力呼吸は随分前にできなくなりました。しかしその後も、人工呼吸器をつけて、なんとか外界とのコミュニケーションを取りながら、誰にも理解できないような難解な理論を次々と発表している。まあ本当に「誰にも理解できない」のなら意味はないんでしょうが（笑）、そこは分かる人が何人かはいるのかな、それで科学の発展に大きく寄与しています。そうすると、全く動けなくても、ホーキング博士は「生きている」ことに意味がある、ということになる。じゃあ、「意味がない」という命はあるんでしょうか？　たとえば、私がALSになったら、人工呼吸器をつけて生きながらえるだけの「意味」もしくは「価値」はあるのでしょうか？

さてドラマに戻ります。患者の担当ナースの冴島はるか（比嘉愛未）は、患者の恋人です。この辺の設定がドラマのドラマたるところですが、まあそれはいいでしょう。

呼吸筋麻痺のため、患者の呼吸停止は近づいています。おそらく数時間以内でしょう。DNRオーダーが出ていますから、その時はイコール患者が亡くなる時です。患者は医者の習性なのか、「はるか、はるか。」と恋人であるナースの名前を呼び、「SpO_2（酸素飽和度）は？」と聞きます。SpO_2は正常値が96～97％で、通常90％を切ってくると酸素吸入が必要とされます。70％を切ると生命の維持も難しくなってきます。この患者では酸素吸入をしていますが80％くらいからさらに低下傾向にあります。命がどうこうはいいとして、いや、よくはないけど仕方がないとしても、苦しいんじゃないかという懸念がありますね。病気の性質上、苦しいからといってもそれをなかなか表には出せません。

患者は若いので、ご両親が付き添っておられます。もちろん、病態については十分に理解していますが、さすがに「なんとかならんのですか、先生」とお父さんが聞かれます。診療チームの指導医である橘先生が、両親だけ別室に呼び出して、説明します。

「酸素を増やせば、本人は楽になりますが、二酸化炭素がはき出せず、呼吸を弱めてしまう、つまり死期を早めてしまうことになります。どうされますか」

お父さんはお母さんの肩を抱き、「もう楽にしてやろう」と言い聞かせ、お母さんも頷きます。そして医者に向かって「お願いします」と頭を下げる。橘先生は「分かりました。様子を見ながら、少しずつ酸素を上げていきましょう」と応じます。この後、いよいよの最期という時に、ドクターヘリ出動のコールが鳴って、冴島は恋人の呼ぶ声を振り切って任務に向かってしまうのですが……。まあそれはいいとしましょう。

この橘先生のセリフを解説しますと、人間は酸素が足りないと「苦しい」となって、必死で息をしようとするのですね。その結果、酸素を取り込んで二酸化炭素を吐き出す。酸素は外から与えることができますが、二酸化炭素を吐き出すためには、どうしても自分で呼吸しなければいけません。そして、ある程度以上二酸化炭素が身体に溜まってしまうと、それは鎮静作用を生じて、つまり中から麻酔がかかったようなことになって、呼吸を落としてしまいます。その結果、さらに二酸化炭素が溜まって、また呼吸が落ちるという悪循環になります。これをCO_2ナルコーシスと言います。

この状態は、生命維持という観点からは非常にまずいのですが、「中からの麻酔」ですからあまり苦しくないようです。あくまで想像ですが、自然界で呼吸が落ちてきて、そういう状況になる時というのは「もうダメ」なので、どうも神様は、そういう「いよいよの時」に苦しまないように、というメカニズムを作ってくれているらしい。

よく、臨死体験でお花畑が見えたとか何とかいう話があるでしょう? あれってまんざらウソじゃないらしいですよ。喘息の大発作で死の淵から還ってきた患者の話を何回か聞いたことがありますが、発作のピーク時は二酸化炭素がものすごく溜まります。そうすると、あるところまで非常に苦しいのだけれど、そこを通過したら、スッと楽になる。つまりは身体が「諦めた」状態なんでしょうね。本当にお花畑が見えた、と言った患者さんもいたんじゃないかな。それでそこからまた猛烈に苦しくなって、そのうち「わかるかい?」という私の声が聞こえてきた、というんですね。

それで、繰り返しますが、生命維持の観点からはCO_2ナルコーシスにするのはまずい。そのためには、「楽にさせる」ことをせずに、患者に呼吸の努力をしてもらう方がよい、というのが橘先生が言っていた病態の説明です。だけどこれは絶対におかしい。まったく余分なことです。

だってそうでしょう？　どうせ患者は死ぬのですよ。そこでいまさらCO_2ナルコーシスにさせないようになんて配慮は不要です。患者の苦痛を取るのが絶対の第一優先順位であるのに決まっています。

それにどうして、ご両親に、「どうしますか？」なんて聞く必要があるのでしょうか。「お願いします」なんて言わせる必然性がどこにあるのか。もしかしたらこのために、あのご両親は、「自分たちの決断で、我が子の命を縮めたのではないか」という後悔を、ずっと引きずってしまうかもしれない。ただでさえ子どもを亡くしてしまいそうという悲劇のまっただ中にあるのに、そんな余計な負担をかけるべきではありません。

橘先生はあの飛行機事故の気道熱傷患者の処置の際に、緋山先生に、「この状況で家族に判断できるわけないだろう。ここで判断するのが俺たちの仕事だ」と言い放っています。もちろん、それが正解です。なのにどうしてこの場面では、こんな情けない言動をしてしまうのか、私には分かりません。

それでね、またここで自分のことになるのですけどね、がんの末期で呼吸困難で苦しむ患者さんにどうするか、という話をします。酸素吸入で対応できる間はいいのですが、病状が進むと、酸素をいくら使ってもダメな場合、もしくは酸素が足りていても苦しいのがとれない、という状況に陥ります。そんな時はまずはモルヒネを使いますね。呼吸状態は良くも悪くもならないのですが、呼吸困難というのは「感覚」ですから、その感覚を和らげることができる。モルヒネで多少の眠気は起こりますが、それはあくまでも「副作用」としてのもので、「眠らせる薬」ではありません。

だけどそのうちそれでも苦しいのがとれなくなってくる。そうすると、とにかく、意識があれば苦しいのだから、鎮静といって、眠らせてしまうことを考えます。ここで使うのは、まあ睡眠薬だと思ってください。それを注射で使って、「寝てもらう」のですね。厳密に言うと、夜の間だけ使って朝は薬を切ってみる場合と、24時間ずっと眠っていないと苦しくて仕方がない場合とがあります。後者の状況では、生命予後として本当に「今日明日」のことが多い。

鎮静を始めるのは普通、夜が多いのですが、当然のことながらその晩に亡くなってしまうこともあるのですよね。そして「眠ってもらう」のですから、当然患者の呼吸努力は少なくなり、さっき言ったCO_2ナルコーシスになってそのまま呼吸が止まる、ということもありうる。私は家族に、かくかくだから、少なくとも夜の間は寝ていただく、とかなんとか説明して開始することが多いのですが、大概、わきからナースがうるさく言ってきます（苦笑）。薬で呼吸が止まってしまうこともあるということを説明しなくていいのか、家族から了解をとらなくてもいいのか。ひどいのになると、サインをもらわなくてもいいのか、なんてね。そういう時、私は一言、「嫌だ！」と突っぱねます（笑）。

鎮静を開始する時、「そのために呼吸が止まる可能性」について、家族に説明はすべきではない。これは「しなくてもよい」、のではなくて、「すべきではない」のです。それはどうしてか。さっきの『コード・ブルー』と同じです。そうすると、家族は、自分たちがここでOKしてしまうと、患者の死期を早めてしまうのではないかと悩む。また、死んだ後で後悔することになりかねない。

どうせ患者はまもなく死ぬんですよ。そして我々のすることは、それまでの間の苦痛をとることです。家族は、愛する家族と今まさにお別れをしなければいけないのですから、もう精神的にいっぱいいっぱいです。どうして余分な負担をかぶせなければいけないのですか。「これやりますと、死ぬかもしれないですけど、いいですね？　やりますよ。本当にいいですか？　よければここにサインしてください」なんて、言えるかよ。私が家族なら、そういうこと言う奴は引っ叩くね。

だけどそれでも後で家族にぐちゃぐちゃ言われないかと心配してくるナースもいますけど、そういう研究もあるのですね。いくつかデータがありますけど、イタリアのホスピスで、末期に鎮静をかけた患者と結局かけなかった患者とで、ホスピスに入所してからの生存期間を比べたという報告があります〔Maltoni M, et al. Ann Oncol 2009;20:1163-1169. PMID:19542532〕。鎮静かけた患者と、かけなかった患者で、全く差はありません。この解析の仕方は、これでいいのかという疑問がないわけではないのですが、とにかく、「鎮静をかけたからといって患者を死なせるわけではない」という研究報告が出ているのですから、それ以上どうこう言うには及びません。また、ごく最近では、日本のホスピス施設が共同研究して、もっと解析も厳密に行って、「鎮静と生命予後には関係がない」という、全く同じ結論を出していますす〔Maeda I, et al. Lancet Oncol 2016;17:115-122. PMID:26610854〕。

アメリカのポーリーン・チェンという先生が、ニューヨーク・タイムズに、こう書いています〔Chen PW. Letting Doctors Make the Tough Decisions. The New York Times 2011 August 11.〕。「医者が decision-making（決定）の重荷を患者や家族に負わせてしまうと、ただでさえストレスフルな状況を更に悪化させることになる」。チェン先生によると、アメリカでも医者が難しい決定から逃げて、家族に「決めさせる」のですってね。そしてその時、一方の選択肢は「合理的」で「安らかな」、もう一つは「侵襲的」「攻撃的」もしくは「苦痛を伴う」方法だ、って言うのですって。どっちを勧めているのか、もうバレバレだよね（笑）。「そんなふうに表現するくらいだったら、医者は自分で決めたらどうだ」と、私じゃなくて、チェン先生が書いていています。全くですよね。

もちろん、それはそれとして、家族と無用のトラブルを避ける努力はしないといけません。それには、患者さんが亡くなった後のフォローも大切です。

＊

結局、ＡＬＳの患者さんは亡くなった。病理解剖の承諾が取れて、医師団を代表して白石がご両親に肉眼所見の説明をすることになりました。痰詰まりなどもなく、直接死因は呼吸筋萎縮によるものであった、など説明しますが、ご両親は聞いちゃいないんですよね。とくにお母さんは下向いて、ただ泣いているだけ。

それを見て、白石先生は「これは、単なる所見の羅列ではなく、田沢さん（患者）が残した最後のメッセージです。田沢さんは入院中、他の患者さんを力づけて、手術を受けるよう説得してくださいました。また、最期の時も、SpO_2の数値を聞き、冷静に自己の病態と向き合おうとされました。田沢さんは、最後まで医者でありました。とても真似できません」。

お父さんは「ありがとう」と言って、顔を上げます。その後、「でも、そんなに立派じゃなくても良かったのになあ。生きてさえくれていれば」とお母さんとともに涙を流します。

まあこれだけなんですけどね、これにもちょっとしたポイントがあります。まずは細かいことですけど、「痰詰まりで死んだ」ということは、最終的な死因としては結構あるのですが、仮にそうだとしてもそうは言わない方がいい。これ聞かされて「そんなことがあるはずがない！」とか家族が激昂した、という話もあります。あまりにイメージが悪いので「気道分泌物が喀出できずに呼吸不全」、などに言い換えた方がいいです。もちろん同じことなんですけど。

あとは、家族の前で、とにかく亡くなった人をほめまくるんですね。少々誇張であろうとなんであろうと構いません。ひたすらヨイショをする。これは私もよくやります。「こんな立派な方の担当をさせていただいて、光栄でした」とかね。白石先生の、最後にSpO_2の数字を聞いて云々なんて、医学的な意味はないですよ。たぶんちょっとせん妄が入っていたでしょうしね。でも、そんなのは度外視して、とにかくほめる。

お父さんもその気遣いは分かっていますよね。だから「ありがとう」と礼を言うのですよ。そして泣く。この時は、思い切り、泣かせてあげるのが大切です。前に、『白い巨塔』で里見先生と加奈子さんのシーンで、泣かせるだけ泣かす、というのがありましたよね。同じことです。こういうのはカタルシスですから、思い切り感情を表出することによって、このご両親は明日からまた生きていけるのです。

さて、あくまでも私が考える、という注釈付きですが、末期医療の原則です。目的は何か、を明確にして、そのために犠牲にするもしくは捨て去るべきことがある、ということを認識すべきです。目的は、症状緩和と、家族の納得です。患者は助かりません。助からないのを助けようとして苦しめたりはしない。生命予後は極めて限られているのですが、その範囲内というか限度内で、治療により多少compromiseされる、つまり少々短くなってしまうのは、やむを得ません。

そして家族には、患者について積極的に決定を下すだけの余裕はないことが多いのですから、いちいち「どうしますか」「これでいいですか」なんて、聞くべきではありません。つまり、医療行為は、医者の裁量権で行わなければならない。もちろんわきからナースが助言したりブレーキかけたりするのを否定するわけではありませんが、あくまでもこの場合の「目的」を十分に理解した上で、ですよね。

いずれにしてもこの場合、我々は「良いこと」をやっているのではありません。だから、感謝されようと思ってはならない、と私は考えています。せいぜい、恨まれないようにと、思うだけです。そういうのでやっていけるかよ、とお考えかもしれませんが、確かに辛いこともあります。そういう時、自分が「信じるもの」がある人は強いですね。宗教の役割というようなことについてはまた別の機会にお話しするかもしれません。

このために私は、ターミナルケアで心がけていることがいくつかあります。あえて「演出」と言ってますがね。その一つが、セデーション（鎮静）を開始する時には、「このために呼吸が停止する」可能性を説明しない、ということ。これについてはすでにお話ししましたからいいでしょう。

あと、ターミナルの患者が手を握ってきたら、抱きついて応えるべきである、ということ。人は皮膚の接触（スキンシップ）を求めるのです。向こうが何か言えば、もしくは何も言わなくても、手を握る。向こうから手を握ってきたら、それ以上のことで応じるべきです。抱きつかれて嫌がるような奴の手を握ってきたりしないからね。

また余分な話ですけどね、東京である研究会が土曜日にあって、当時ある県立がんセンターの院長だった方とお話ししたのですよ。で、研究会が終わって、夕方近くだったかな、東京にお泊まりになるのかと思ってその先生に聞いたら、「いや、これから新幹線で帰って、病院に戻って、死にかけている患者の手を握ってやらないといけない」と答えられた。偉いもんですよね。かなりのお年の先生で、院長だから管理職なのに、一人の患者の手を握りに土曜日の夕方、出先から病院へ戻るんですって。

その先生の部下に、非常に頭の切れる、理論派のドクターがいました。マスコミなどでも日本の医療の問題点を鋭く指摘していてね、新聞でも「欧米の医療事情に通じた××先生」とかでよくでてきて、日本の医者の批判をよくされていました。確かに内外の医療事情には精通していたらしい。その後、ある超有名大学の教授になったんじゃないかな。

ところがね、その上司であった院長先生は、「あの××は、患者をちゃんと診なくてね」とこぼしておられた。これってアウトだよね。私は、臨床の医者は、どんなに知識があろうと、高邁なことを言おうと、患者をちゃんと診ているかどうかがすべてだと思っています。マスコミで鋭い理論を披露するそのドクターよりも、患者の手を握りに帰る院長先生の方が、無条件で上だ、というのが私のバイアスです。

私のやり方というか「演出」の話に戻りますけど、患者さんが亡くなった時には病院に出向いて家族に頭を下げ、礼（もしくは恨み言）を言われる、というのが大原則ですね。真夜中だろうが明け方だろうが出て行きます。まあ9割方は感謝されますが、1割は恨み言が出ます。仕方ないよね。後で恨みが残るよりもよしとしなければならない。

本当はそこで、さっき言ったように、家族に向かって患者のことをほめながら、頭は冷静を保ちつつ涙腺をコントロールできればベストなんですけど、これがうまくいかない。要するに、頭は感情を抑えていて、この辺に涙がツーっと一筋、っていうのがカッコ良いなあと思うのだけど（笑）、なかなかそう役者さんみたいにはいかないいんだよ。

これはどうしてかって言うとね、心理学の「ジェームズ・ランゲの法則」というのがあって、「人は悲しいから泣くのではない。泣くから悲しくなるのだ」というものです。ピンと来ない？　つまり、我々は頭が身体を支配していると思ってますよね、なんとなく。頭で考えて、身体をこう動かそう、嬉しいから笑う動作をする、悲しいから泣く行動を起こす。だから頭が先だと思っているけど、そうではない。身体が先で頭はそれに引きずられるのですって。だから泣くのが先で、そこから悲しいという感情が出てくる。笑っていると頭の方も嬉しくなるのだ、ということです。

これは確かにそうでね、いっぺん涙を出してしまうと、そういう感情が湧き上がって、いくら「頭では冷静に」と思っても、そうはいかなくなってしまいます。これをなんとかできないか、というのを最近の課題にしていますけど、なかなかうまくいきませんね。

ここからは話が変わって、DNRに関することをメインに取り上げます。私の考えはすでにちょっとだけお話ししましたから、ここでは繰り返さずに、『コード・ブルー』の場面から考えていきましょう。話のクライマックスは第8回の戸田恵梨香さんの魂のセリフなのですが（笑）、まずはそこに至る経緯を辿っていきます。

患者は野上翼君という6歳の男の子です。家族はシングルマザーの母親・野上直美（吉田羊）のみですが、母親に兄（患者の伯父）がいます。翼君はバイクにはねられて多発外傷を負いました。頭部外傷・胸部外傷・腹部外傷、多発骨折に対し複数回の手術を行いましたが、結局脳死状態になってしまいました。

脳死の判定は脳外科医の、あの西条先生が確認しました。任務終了ということでいなくなってしまいます。担当医は緋山先生ですが、指導医の橘先生は、母親に、「DNRオーダー」へサインしてもらうよう指示します。

ここでは何が問題か。脳死は確定しています。そうするとこの子は「死んでいる」のかいないのか。改正臓器移植法によりますと、脳死は人の死であるが、それは臓器移植を前提とした場合であって、それ以外の場合では「脳死患者の治療が不十分になることがないように」配慮しなければならない、という附帯条件がついているそうです。

なんのことか分かります？　私にはさっぱり分かりません。脳死は人の死、っていうことは、つまりこの子は死んでしまった、ということですよね。だけども、それは臓器移植、つまりこの子の臓器を取り出して誰かに渡す、という時だけであって、その予定のない「それ以外の場合」は、「治療しなければいけない」と言っている。死んじゃったものをどうやって治療するんですかね？

前にもお名前を出しましたが、みなさんは養老孟司先生をご存じですか？　もと東京大学の解剖学の教授ですが、定年前に辞めてしまって、今はいろんなところに思うことを書いておられます。私は学生時代に養老先生に解剖学を教わって、酒を御馳走になり、鎌倉のご自宅にまで押しかけて泊めてもらったことがあります。

養老先生は、臓器移植法について、こうまとめておられます。理論上、立場としては4つあるはずだ。

1、脳死は人の死である。だから移植はしてもよい。
2、脳死は人の死である。しかし移植はしてはならない。
3、脳死は人の死ではない。だから移植はしてはならない。
4、脳死は人の死ではない。しかし移植はしてもよい。

このうち、1と3は分かる。死んでしまったなら臓器を取ってもよいが、死んでないのならだめだろう。また、2も理解できる。その人が仮に死んでしまったのだとしても、臓器を移植するなどということは、神の摂理に反する、という考え方は当然あり得る。4だけは、理屈からしておかしい。だけど、臓器移植法の立場は、この4だというのですね。そう整理してもらうと非常にわかりやすい。つまり、臓器移植が先にありきで、あとからご都合主義で人の死を定義しているから、そういう矛盾が出てくるのです。

だいたいね、人の死の定義を法律でするのに、それが憲法でも民法でもなくて、臓器移植法だって、なんなのよ。まあだけど、それは措いておきます。とにかく、なんだかわけが分からないけど、とにかくこの子は「死んでいない」ということになるのですって。

自発呼吸はもちろん止まっていますが、これは人工呼吸器にのってるのだから関係ない。心臓が止まったら「死んでしまう」ことになる。だけど、脳死だから実際には死んでいるし、またそれを認めないとしても回復の可能性はないのだから、そういう時に心臓マッサージやその他の「蘇生努力」をしなくてもいいですね、というサインをお母さんからもらってこい、というのが指導医の橘先生の指示です。明らかに医学的にはナンセンスなのですが、世の中の決まりがナンセンスで成り立っているから立場上仕方がない、ということなのでしょう。

それで担当医の、緋山先生の立場に戻って考えます。何を優先して考えるべきか。患者の子を救う方法はもうない。というより、もう亡くなっている。だから、残酷なようですが、この子に対して配慮すべきことは、残っていません。あとは、家族すなわち母親のケアです。この場面で、この目的のために、我々ができること、またなすべきことはなんなのでしょうか。それは、ＤＮＲオーダーの書類にサインをもらうことなのでしょうか？

さてドラマの場面では、その後大ブレイクした吉田羊さん演じる母親が子どもに付き添っています。その前に母親は取り乱したりしましたけど、このシーンでは落ち着きを取り戻しています。子どもの爪のケアをする緋山に対して、穏やかに微笑んで「ありがとう、先生」と礼を言う。

ここはチャンスなんだけど、それって、しつこいようだけど、「サインをもらう」チャンスなのでしょうか？

母親は「もう、翼は、目をあけないのでしょうか」と聞く。緋山は、たぶん何度も行った病状の説明を、もう一度する。「スタッフ全員、死力を尽くして治療に当たりましたが……。負けました。無力ですみません」という言葉を、母親はかみしめるように聞いてくれています。

「脳外科医と、慎重に脳死の判定を行いました。翼君の目はもう何も視ることはなく、耳は何も聴くことはありません。薬で心臓は動いていますが、生きてはいません。数時間で、その薬も効かなくなり、心臓は止まります。翼君は、もう十分頑張ったのだと思います」

母親は「そう、頑張ってくれたんだね。だけどもう、バイバイだね」と言って、CDプレイヤーから流れていた「アンパンマンの歌」のスイッチを切る。ここで現状を受け入れた、ということはほぼ自明です。ということは、「では、お分かりになったということで、ここにサインを」と促すなら今ですよね。

緋山先生は、カルテに挟んであるDNRオーダーの書類をしばらく見ていましたが、そのままパタンと閉じてしまいました。母親に、「どうされたいですか？」と聞く。母親は、「抱きしめてあげたい」と涙ながらに訴えます。

ちょうどその時、昇圧剤の点滴が終わります。ナースの冴島はるかが「追加しますか？」と聞く。これはもう共犯ですね。それで心臓を動かしてるんですから、普通は追加するに決まってます。わざわざ「追加しますか？」なんて聞くことはないはずです。緋山先生は軽く首を振り、子どもの気管内挿管チューブと人工呼吸器のジャンクションを外してしまう。当然、アラームが鳴りますが、それを切り、「抱いてあげてください」と母親に促す。母親は涙ながらに我が子を抱き、「守ってあげられなくてごめんなさい」と謝る。当然のことながらモニターの心拍数は急激に下がり、そのままゼロになります。

さてここでアンケートをとります。私がこの医者だったら、つまり緋山先生の立場だったら、まず間違いなく同じことをするでしょう。つまり、母親が最後に我が子を抱きたい、と言ってるのだから、その障碍を取り除く。そのために呼吸器を外すのですね。みなさんが、このナースの冴島さんだったら、どうするか。次の3つから選んでください。さっき言ったように、このシーンのはほとんど共犯ですけど。

1、医者を制止する。
2、そのまま見守る（制止しない）つまりこのシーンの冴島と同じ。
3、この時は制止せず、後で看護部長に報告する（笑）。

1はいない。2は12人。3はひとり、福田さんだけね（笑）。いや、いいんだよ、立派だよ。たぶん世の中の正解はそれだと思うよ。別に私と心中する必要はないからね（笑）。

この話は、全くの創作ではありません。ある大学の小児科では、いよいよ子どもが死ぬという時に、すべてのチューブを外すのだそうです。どうしてかというと、最後に、親に抱いてもらうために。まあそれは、後でゴタゴタが起きないように、同意書なりなんなりをあらかじめとっているのかもしれませんけどね。

だけど私はその話を聞いて涙が出てね、自分の新書『偽善の医療』（新潮社）で紹介したんですよ。そうしたら、フジテレビのプロデューサーがそれを読んで、「使わせてくれ」って言ってきました。「白い巨塔」の時からのつきあいだったのでね、ああいいよ、ってOKしたのはいいけれど、後から、新書を出した新潮社の編集者にすごく怒られました。「お前は馬鹿か！　タダでネタを提供する奴があるか。カネを取るんだよ、そう言う時は！　お人好しにもほどがある」ってさ（笑）。なんか途端に生臭い話になって、やーねー、大人は（笑）。

この話はこれで終われば、メデタシメデタシなのですけど、そうはいかないよね。ドラマだし（笑）。福田さんが心配したようなことが起こるのだよ。

＊

だいたい、こういう時に出てくるのが、今まで一度も見舞いにも来なかった「家族」というものですね。これは非常によくありがちな状況です。この場合、シングルマザーのお母さんの唯一の身内であるお兄さん、つまり亡くなった子どもの伯父さんが出てきた。泣きじゃくりながら説明するお母さんに対して、そのお兄さんは「ちょっと待てよ」と怪しむ。「今の話、どういうことだ？　勝手に呼吸器外したって。そんな説明受けたのか？　同意書にサインは？」。ここでＤＮＲの同意書が出てくるのですね。ところがそんなもの、とっていない。「サインをしていない？　今、知り合いの弁護士に聞いてみる」ということになってしまった。

お母さんは、戸惑いながらも、お兄さんを止めることはできない。どうしてかというと、想像ですが、やはり心の底で、誰かを責めたい、という思いがあったのではないでしょうか。愛するわが子を失ってしまった、誰のせいだ、誰が悪いのだ、というような他罰的な考えは、どうしても出てくるのです。我々はそれに巻き込まれないように、言葉は悪いがうまく逃げなければならないのも事実です。それが「ＤＮＲの書類にサインをもらう」という発想の元になってます。だから、早い話が、あの書類ってのは、患者や家族のためなんかじゃなくて、医療者側の保身ですよね。それを一概に悪いとは言えませんが。

それと、もう一つは、患者の母親の心理として、ここでお兄さんを止めると、「お前も子どもを死なせた共犯なのか」ということにならないか、ということがあったかもしれないですね。「誰かが悪いに決まっている」のであれば、その「誰か」の中に、自分も含まれるかもしれないので。お兄さんの剣幕からして、「いや、あれは自分も納得して外してもらったのだ」なんて言えば、「じゃあお前も子どもを死なせるのに加担したのか」ということになりかねない。そういうことはよくあるのですね。

特にこの場合、お兄さんは1回も見舞いに来ていなかった。だから子どもを失うという重圧は、すべて母親の上にかかっていた。まあお兄さんにも、仕事のことなど、来られない事情はあったのでしょう。たぶん、お兄さん自身もそれを後ろめたく思っていたのではないか、ということは容易に想像できます。

そして、後ろめたさを自覚している人間は、周囲に対して攻撃的になることで、その埋め合わせをしようとします。全く見舞いにも来なかった家族が、「どうしてこんなことになったんだ！」などと、医療者を責め立てる傾向にあるのは、非常によくあることです。下手をすると、「お前たちがついていながら！」とか言って、付き添っていた家族を非難したりすることもある。あんた、今まで何もしなかったくせして、今さら何か言うなよ、と言いたくなりますけどね（苦笑）。本人たちにしてみると、今、わめいていることで「患者のために何かしている」気分になっているのでしょう。全くはた迷惑な話です。

とはいえ、担当医の緋山先生には、少なくとも手続き上の手落ちがあったことは確かです。そういう、「まだ生きている」患者の生命維持装置を、断りもなく外して「死なせた」のですから。もちろん、この場合は「死なせる」ことが目的ではなくて、お母さんに子どもを抱かせるためで、呼吸器を外したのはその障碍を取り除く、という理由だったのですが、結果としては同じことになります。そして、そういう結果になるということも、当然予測はついていた。

そうするとどういう問題になるかというと、「死ぬことを前提」としての治療中止は、刑事問題として扱われるのです。『白い巨塔』の時に、財前が訴えられたのは民事裁判で、これは原告と被告の間に折り合いがつかなかった時に生じる、という話をしました。別に財前が患者を「殺した」わけではありません。しかしこの「呼吸器外し」の場合は、緋山が患児を「死なせてしまった」ということで、殺人罪に問われる、ということになってしまいます。もちろん、もしそれが成立してしまえば、あらためて民事訴訟で、病院側が「そういう医者にそういう行為をさせてしまった」ことについて家族に対して賠償をすることになるでしょうが、それはまた別のことです。本質的には「人殺しをした」という扱いになる。

これと同種の事件はいくつかあります。

1、富山県の射水市民病院で、当時の外科部長の先生が、合計7人のがんの末期の患者さんの人工呼吸器を外して死に至らしめた、ということで殺人罪で告発された、という事件がありました。この先生は、家族から「阿吽（あうん）の呼吸で」の同意があったので、同意書の類はとっていない、とご自身で言っておられました。実際、患者さんの家族は全員、「先生には感謝している」と答え、誰一人恨むとか訴えるとかしなかったのですから、そういう意味での「合意」はあったのでしょう。

2、神奈川県の川崎協同病院で、喘息の大発作で心肺停止になり、蘇生はしたものの意識は戻らず、助かっても植物状態になることが確定的な患者さんに、主治医の女医さんが人工呼吸器を外し、その上で「苦しまないように」と筋弛緩剤を投与して死に至らしめた、という事件がありました。この先生も殺人罪に問われました。

3、北海道の道立羽幌病院で、90歳の爺さんがのどに何か詰まらせ心肺停止で救急に運ばれ、これも蘇生はされたが意識は戻らず、ということがありました。当直の女医さんが、家族全員が揃ったところで病態を説明し、「おじいちゃんごめんね」と言いながら気管内挿管のチューブを抜き、そのまま死なせたという事件がありました。この先生も書面での同意をとらなかったため、殺人罪に問われています。

以上3件は、すべて治療にあたった医者が「殺人罪」として、書類送検まではされています。そこから先はちょっと違いがあるのですが、それはまた後から出てきます。

というわけでこれは大問題ですから、上司の橘先生、それと所属する救命センターの責任者である田所部長（児玉清）も呼ばれて院内の会議が開かれます。病院側は副院長と事務長、それに顧問弁護士が担当医の緋山先生から事情聴取をするのです。児玉清さんはこの時、2010年の時点で、非常にお元気だったのですが、その後胃がんでお亡くなりになりました。残念です。

まずは弁護士が事実関係を確認します。「患者・野上翼君は脳死状態となった。緋山先生は、延命中止の同意書すなわちDNRオーダーをとることなく昇圧剤の追加をやめ、人工呼吸器を外した。まもなく、翼君は心停止した」、これはその通りです。「どうしてDNRオーダーをとらなかったのですか？」と詰問する弁護士さんに対して、緋山は、「とる必要がないと思って」「どうして？」「翼君のお母さん、野上直美さんと、その、信頼関係というか、そういうものを築けていたので」。

弁護士さんはたたみかけます。「合意の上で人工呼吸器を外したと？」。頷く緋山先生に対して、

「向こうはそうは思っていないようですが」と吐き捨て、橘先生の方に向き直ります。この弁護士の態度はいかにもむかつきますが、仕方がないのですよね。こっちがそう思っていても、向こうがそうでない、と言われたらそれまで、ということは世の中に多い。片想いみたいなもので、なんか勝手な思いこみをしてバカみたい、てなことになってしまう。気をつけましょう。何の話だ（苦笑）。

橘先生には医学的な確認をします。「橘先生、仮に人工呼吸器を外さなかったとして、翼君の心臓は、どのくらい保ったのでしょうか？」「長くて1日、短ければ、10分だったかもしれません」。余命が短いと言うことは、たとえば死なずに済んだのならこのくらいのことができたのに、それがなくなって損をした、という、逸失利益の考え方でいくと、「損失」の度合いは低いことになります。ただしこれは民事訴訟の話であって、刑事事件だと、相手の余命がどのくらいであろうと、同じ「人殺し」になるのですね。

事務長さんが「どうしますか」と言うのに対し、「あのう」と緋山先生が申し出ます。「私が謝って済むなら……」これに対し、事務長さんは「何言ってるの。分かってるの？　殺人罪で訴えられようとしてるんだよ、君は。医師免許剥奪くらいでは済まないんだよ！　簡単に非を認めてどうするの」と叱りつけます。

ここでようやく緋山先生も、これが相手とのトラブルというような民事の問題ではなくて、刑事事件つまり自分は人殺しをしたことになるのだということがおぼろげながらも理解してきたようです。というより、視聴者にその区別をつけさせようとしているのですよね。みなさん分かった？

だけど、あの場面に戻って、どうなのか。悲しみにくれながら、「我が子を抱きしめたい」と願う母親に向かって、医者がなすべきことは、「お分かりいただけましたか？　ではこれにサインを」と「DNRオーダー」の書類を差し出すことなのか、母親に、望み通り我が子を抱かせる（そのための障碍を取り除く）ことなのか。もう答を言ってるようなものですけど（笑）、これから緋山先生の魂のセリフが出てきます。

その後、遺族側は子どものお母さんの野上直美さん、そのお兄さん、また弁護士。病院側は緋山先生と事務長、弁護士の他、救命センターの責任者として田所部長、そして指導医の橘先生、というメンバーで会議が開かれます。遺族側の弁護士は居丈高になって責め立てます。「なぜ、DNRオーダーの同意書をとらなかったのですか？　臨床的脳死は確定していた。でもそれと呼吸器を外す判断は別でしょう？　確かに、あと数時間の命だったかもしれない。でもそれをあなたに奪う権利があるのですか？　あなたは、勝手に翼君の命の期限を決め、それを直美さんに押しつけた。違いますか？」

これはなかなかいいまとめですね（笑）。要するに、「殺人罪」の成立要件としては、その人の推定寿命がどのくらいか、というのは関係ないのです。だから、「数時間の命」であっても、それを人為的に短くすることは許されない、ということです。まあ、確かに、どこで線を引くかって話になれば、法律的にはそれしかないでしょうね。

緋山先生はただひたすら、「すみません。ごめんなさい。そうです。私が悪かったのです」と謝ります。病院や上司に迷惑をかけるわけにはいかないので、自分一人の責任として終わらせるつもり、ということですね。

橘先生が割って入り、緋山先生に話しかけます。「お前、本当にそう思っているのか？　お前だってバカじゃないんだ。問題を起こしたくなかったら、サイン一つさせればそれで済んだんだ。させなかったのは、させなかった理由があるからじゃないのか？　それを今、ここで話すべきだ」。事務長さんは慌てますが、田所部長も続けます。「私も、そう思います」。

「あなたは、本当に、頭を下げなくてはいけないようなことをしたのですか？　カルテには、医療的な処置は書いてあっても、患者や、まして患者の家族との心のやりとりは書かれていない。それがもっとも、大切なことなのに。医者が謝るべき時はただ一つ、患者のためにならないことをした時だけです。あなたは、どちらだったのか、きちんと、話すべきです」。

ここまでお膳立てされては、緋山先生も話さないわけにはいかないですよね。「どういうことでしょう。緋山先生、同意書をとらずに呼吸器を外したことに、意味があったというのですか？」という相手方の弁護士さんの詰問の後で、緋山先生は話し始めます。「翼君を運んで、私たちは処置をしました。3日にわたってオペをして、結局救えませんでした。私は直美さんに伝えました。目の前の翼君はもう生きていないと。残酷な事実です。直美さんがどんな思いで悲しみを受け入れてくれたのか、私には想像もできない。無数のチューブと呼吸器で、ベッドに縛り付けられている翼君の命が消えようとしている時、抱きしめたいと言われた。抱きしめてやりたいと。私は、せめてそれを叶えさせてあげたかった。私にできることは、それくらいしかなかったんです」。

ここでちょっと向こうの弁護士さんの旗色も悪くなってきてしまいました。しかしここで引き下がるようなら商売にならないんでね、「でも同意書はとれたでしょう。なんでとらなかった」と言いかけます。まあそうですよね。そういう「患者のため、家族のため」を思って行動に出ることと、法律上の不備がないようにすることとは本来別で、両立しないというわけでもない。

ここで緋山先生の方が爆発します。「ＤＮＲオーダーは、翼君を死なせる、という書類なんです。直美さんはすでに意思表示されていた。なのに、そんな書類にサインをさせろって言うんですか？　家族を死なせることに同意する書類に？　翼君を救えなかった。だったらせめて、残された家族の悲しみに寄り添いたかった。私は、平気でそんなものにサインをさせる医者は、狂っていると思います」。

ちょっとだけ解説をしますと、「直美さん（お母さん）はすでに意思表示をされていた」というのは、言葉で「バイバイだね」と子どもに語りかけ、アンパンマンの歌のスイッチを切ったということから、子どもの命がもう失われたのだということを理解したのは明らかである、ということですよね。そう明言しなくても、ましてサインなんかしなくても、これで分かるじゃないか。ちょっと説明的なセリフで、私が最初に脚本をもらった時は、この一文はなかったように思います。つまり、視聴者に、「勝手に医者が呼吸器を外したわけではないのだ、向こうもOKしていたのだ」ということを納得させるものですね。ついでに言えば、富山の射水市民病院の先生がおっしゃっていた「阿吽の呼吸」というのも、こういうものだったのでしょう。

要するに、さっき私が言った、向こうの弁護士が主張する、「医者の情けみたいなものと、法律上の手続きは、矛盾せず両立するのだから、後者を無視したのは許せない」ということへの反論ですね。それで、当然だと思いませんか？　向こうが分かってくれたらしい、そして、最期に子どもを抱きたいと言った、それに対して、「ではここにサインして、このまま死なせても文句を言いませんという確認をお願いします」、って言うようなKY医者は、私が家族なら張り倒すね。

それで、どこがその「魂のセリフ」かということですけれど、「私は、平気でそんなものにサインをさせる医者は、狂っていると思います」というのがそれです。これね、そもそもは私が書いたもので（笑）、私は新書に、こういう時にDNRをとる神経が分からないという趣旨で、こう書きました。「自分が親を、配偶者を、子を、死なせる最終決定をしたということに平然としていられる人は少なかろう。そういうものにサインをさせる医者の感覚の方がよほど狂っていると思う」。

ドラマでのセリフは、「医者は、狂っている」となっていますから、私の表現より、もう一つ激しくなっています。私は、脚本家の林宏司さんからプロデューサーを通してこの台本をもらった時、本当にこれをオンエアしてくれるかどうか、ちょっと心配でした。「狂っている」という言葉自体、どうかすると放送コードに引っかかっちゃうかもしれないんでね。それで、「本当にこのまま、放送で言ってくれるのなら、私は生涯、戸田恵梨香を贔屓にする」って話しましたが、あまり関係ないか(笑)。だけど見事に言い切ってくれたよね。

ネットでは、このセリフに対して、やはり「狂っている」はないだろうとか、いや手続きは踏むべきだ、とかいうアホな意見もあったようですが、そんなのは無視します。あの射水病院事件の時も、NHKの番組で、「阿吽の呼吸」はいけない、ちゃんとした手続きを踏まなければ云々と、高慢な面して能書き垂れる「専門家」もいたけど、人間性を疑うね。我々はなんのために医療をしているのか？　手続き上の齟齬がないことを第一に考える人は、小役人になればいいんだよ。それは、「患者様」って言いたい奴は、商売人になればいい、というのと同じでね。

さて、ついでだからこの話の結末を紹介しておきます。

この手の事件として、さきほど射水・川崎・羽幌の3つを紹介して、すべて書類送検までされたと言いました。それで、現在の「殺人罪」適用つまり起訴・不起訴の境界ですが、一つは、呼吸器装着のままで数時間以内の予後と思われる場合、「外したことと死亡の因果関係がはっきりせず」不起訴になるそうです。射水と羽幌はこの原則が適用された。これっておかしいのでね、そもそも「被害者」の余命がどのくらいかと、「殺した」かどうかは関係ない、というのが大原則のはずなのに、検察は勝手に線を引いてることになります。射水も羽幌も、ドクターは、「外すと死ぬ」と分かっていてやったのだから、「外したことと死亡の因果関係がはっきりしない」なんてあるはずがないのですね。

一方、数時間～半日以上くらいの予後があったと推定される場合は起訴になり、川崎の先生はこのために最終的に有罪になりました。ナンセンスの極みだね。

もう一つ、射水の事件では、7人の患者の家族はすべて医者に感謝していた、と言いましたね。この場合、家族が処罰を望まなかった、というのも不起訴になった要因だそうです。これはもっと馬鹿馬鹿しい。こういうのを親告罪と言いますね。被害者の方が、いやこれは罪にはならないのだと訴えを取り下げるとチャラになる、というもので、痴漢なんかはこれに該当します。だけどこれは殺人罪だからね、家族が処罰しなくていいと言えばOKってことは、うちの親父は死んじゃってもノープロブレム、ということなら殺ってしまっていいのか、ということになります。そんなわけないでしょう。

だからね、私は、こういう馬鹿馬鹿しい「基準」で殺人罪になったりそうでなくなったりすることを、緋山先生に、「何ソレ？　バッカじゃないの」と吐き捨ててほしかった（笑）。ところがそうはならなかったのは残念です。

何はともあれ最初の原則が適用されて、緋山はお咎めなし、ということになりました。そこへあのお母さんが訪ねてきます。「私は同意書にサインしたかった。そうすれば緋山先生を救えたのに」に対して、「そうですね。今では、サインしてもらえば良かったかなとも思います。直美さんのお兄さんはその場にいられなかった。あとからでも、同意書一枚でもその場のことが分かるものがあれば、どれほど救いになったか。どちらが良かったんでしょうね」と話し、「でも良かった。こうして訪ねてきてくださって。それが何より嬉しい」とお母さんに優しく微笑む。

私はこの結末が大嫌いでね（笑）、プロデューサーにかなり文句をつけました。家族が「サインしたかった」なんて、ウソをつけ。そんなこと思うわけないし、第一どの面下げて今さら言いにくるんだよ。緋山にも、この期に及んで日和らせるなよ。なんでこんな生ぬるいハッピーエンドにするんだ。まあ向こうもそれなりの取材をする奴なんで、なんのかんのと言い訳していました。彼は非常に優秀なドラマプロデューサーで、いい加減な作り方をしないということは知っているんだけど、それでも私は納得していません（笑）。

じゃあなんでこのシーンをわざわざ紹介したかというと、やっぱり戸田恵梨香さんの、この笑顔が見たいじゃない（笑）。戸田さんには打ち上げの時に、「あのセリフを言っていただいてありがとうございました」とお礼を言いました。向こうもね、あのシーンのおかげで山場ができたと感謝してくれていましたよ。このドラマの主要キャストはそれぞれ見せ場が準備してありました。ところが後半部分での戸田恵梨香さんにこれといったヤマがなくて困ってた、と後でプロデューサーから聞きました。あの新書の話があって、私がネタにしていいよと言ったので助かったのだと。

じゃあやっぱり、新潮社の編集者が言っていたように、金を取れば良かったのかな（笑）。まあそういうセコい話はどうでもよくて、戸田恵梨香さんは非常にチャーミングなお嬢さんでした。また贔屓にしてやってください（笑）。

もう少し、ＤＮＲや安楽死・尊厳死の話を続けます。

＊

さてずっとＤＮＲの話をしてきましたけれど、もう一度繰り返しますが、「本来のＤＮＲ」は、蘇生努力をすれば生命予後については一定以上のものが見込めるのに、それを断る、という時です。だからあの、冴島の恋人のＡＬＳ患者さんのような場合ですね。それに対し、がんの末期とか、すでに脳死とか、心臓マッサージしようがどうしようが生命予後そのものも助けられない、という場合は本来のDNRではありません。だって「蘇生するな」ですけど、「そもそもできない」のを「するな」もなにもないのでね。形だけ儀式的にやるのをやめてくれ、という意味で「DNAR」と呼ぶこともある、というのもすでにお話ししました。Aはattempt、つまり「そうしようとするな」ということですね。

ですけど、この2つは、当然のことながら、境界がぼやけていることがあります。たとえば、射水で7人のがん末期の患者さんの人工呼吸器を外してしまった事件ですが、そもそもどうしてその末期の患者さんには人工呼吸器がついていたのか、という疑問が出ますよね。

全員ではないでしょうがその中には、たしかにがんで末期なのだけれども、インフルエンザになって具合が急激に悪化した、という患者さんがおられたそうです。そうすると、がんはもちろんどうしようもないのだけれど、このインフルエンザをどうにか治療して乗り切れば、まだもう少し（つまり、がんで亡くなるまで）なんとかなるのではないか、と思ってそこまでの処置をされたのですね。しかし、やはりダメであって、回復の見込みがなくなった。そこで改めて「末期患者で、そういう苦痛を伴う集中治療の対象にならない」ということで外した、ということがあったそうです。

これは非常にリーズナブルな話でね、この先生の医者としての判断は正しいと、私も思います。というよりね、こういうのを全部一律「外したら人殺し」として、事実上禁止してしまうとどうなるでしょうか。

要するに、いったん人工呼吸器をつけたら外せなくなりますよね。本人も苦しいし、家族にも負担になる。言いにくいことではあるけれど、そういう「無駄な治療」のために、社会的コストも大きくなる。そして、「いったんつけたものは外せない」ものが絶対の基準になると、「つける時」に考えてしまうことになる。もしかしたら助かるかもしれないけど、もう無理かもしれない。本当はそういう「分からない」時は、「可能性に賭けて」治療を行って、「無理だ」と判明した時に諦める、というのが当然でしょう？　だけど「無理だ」と分かった時にはもう引き返せない、患者も家族も死ぬより悲惨な目に遭う、となれば、「まだ分からない時」に諦めてしまうことになります。その結果、助かる命もそのまま助からなくなる。

これは非常に大きな問題ですが、残念ながら実際に日本ではそういうことになっています。『白い巨塔』の時に、法律監修をなさった弁護士の先生に、「どうして、初めから蘇生努力をせずに諦めてしまうのはOKで、途中で諦めて人工呼吸器を外してしまうのは殺人罪になるのか？」とお聞きしたことがありますが、法律はやはり「現状の変更」というものに敏感にならざるを得ない、ということでした。今やっていることをやめる、ということは、これからやるかやらないか決める、ということよりも大きい判断とみなすのだそうです。

だけどね、法律家は医療については素人ですから、そういう解釈をそのままに放っておくのは医者の側の怠慢ですよ。みんな、法律に引っかかって自分が罪に問われないかとビクビクしている姿なんて、醜悪ですね。あえて己の良心に従って、７人の人工呼吸器を外した射水の先生を、私は尊敬していますし、それについて「阿吽の呼吸はいけない」なんて、おためごかしの寝言をほざく評論家を、私は心から軽蔑します。ちょっと私の本性が出て、言葉が過激になったかな（笑）。

現実はどういうことになっているか、という例を一つだけ挙げておきます。ある病院で、ＡＬＳの患者さんが、人工呼吸器につながって生きておられた。前にもお話ししましたが、ＡＬＳで、最後まで残るのが眼球運動です。これで外界とのコンタクトがとれる。最近は眼球の動きをワープロで変換して、「筆談」みたいなこともできます。感覚はもともとやられないから、患者さんには、こちらが言っていることは分かる。

それで、その患者さんは、眼球運動が停止した段階で、もう人工呼吸器を切って死なせてくれ、と意思表示されたのですって。それは何回も何回も、家族や弁護士の立ち会いの下でその確認をした。書類も作成した。そしていよいよその時が来た。で、担当医は、書類をそろえて、病院の倫理委員会に、呼吸器を外させてくれという申請を出した。長い審議が行われました。その間にも、病状は多少の変動がありますから、ちょっと眼球運動が戻る時期があったのですって。その時に本人に改めて、本当に切っていいのか、という意思の再確認もして、それでいいということだったそうです。

そして、結局、倫理委員会は承認をした。つまり、人工呼吸器を切ってもよい、という判断を下しました。ところが、その書類が院長決裁に回ってきた時に、院長が、「これに判を押したら私が殺人を犯すことになる」と、決裁を拒否したそうです。そのまま決定は宙ぶらりんで、私が話を聞いた時は、1年間そのまま、ということでした。1年間そのままはエグいよね。

みなさんがどう思われるかは分かりませんが、私は、情けないな、と思いますね。もし本当に、「これは殺人になりかねないからまずい」と思うのだったら、主治医に外させるのでなく、院長先生自分が出て行ってやるべきですよね。それで警察に捕まったら、そこで堂々と病院の判断を法廷で主張すればいい。そんなことができなくて院長なんてできるかよ、ですね。だいたい、院長なんて、もう実際には患者さん診たりしていないから、いなくなっても病院の業務にはほとんど影響は出ないのですよ（笑）。安心して牢屋にでもなんでも入ればいい。

もう一つの、いわゆるＤＮＡＲ、すなわち最初から何やっても無駄である、という場合は、その意味での問題は少ないです。だって、やってもダメなんですからね、やれば助かるけど、やるのかやらないのか、という実際上の利益不利益、みたいな話はない。

そうなのですけれど、やはり患者さんが亡くなる時に、無意味な処置をしてバタバタするより、家族にそばにいてもらって、苦痛なく彼岸に送ってあげる方がいいに決まっています。それにはたぶんみんな異議はないはずですが、問題はそのやり方です。あの「家族を死なせる同意書」にどうしてサインをさせるのか、私には理解できない。

ある大阪の小児科の先生から聞いたのですけどね、その病院でも、「もう絶対に無理だ、ダメだ」、という時に、ＤＮＲオーダー（この場合はＤＮＡＲに相当しますけれど）を親からとることになっているそうです。その時にどう親に頼むか、というと、「とにかくこの書類にサインしてくれへんと、僕が病院から叱られるんです。すんません、お願いします」ってやるのだそうです。そうすると、親御さんの方も、先生には世話になっているし、また何より、先生を信頼していて、まさかに書類を楯に治療の手を抜いたりしないことは分かっているから、「センセイも大変やねえ」と同情して、サインしてくれるんだそうです（笑）。

どう考えても、これっておかしいよね。完全に、病院および医者側の都合である、と白状してるみたいなものです。しかしこれでいけるというか、許されるのも、もちろん先生の方が親から信頼されているということが第一ですけど、なんとなく関西人のノリみたいなのが感じられますね（笑）。東京だと、「ふざけるんじゃない、バカ野郎」なんてな親も出てくるかもしれない。

それで東京の方はもうちょっと陰険です（笑）。以前私が勤務したがん専門病院で、患者さんに「意思表示書」というのを提示してもらおう、という話がありました。Ａ４で4枚くらいで、初診の患者さん全員に窓口で配るのだということで、「受診された患者さんへ」というタイトルになっています。

１枚目は「病院の理念と基本方針」、その次が「患者さんの権利と病院からのお願い」で、まあ当たり障りのないことが書かれていますけど、本音は3枚目からのもので、「心肺蘇生について」とあります。かなり長文です。

通常の診療、とくに救急病院では、突然の心肺停止が起きた場合、心マッサージ、電気的除細動、気管内チューブの挿管による気道確保・補助呼吸や人工呼吸器の装着、強心剤や昇圧剤の投与、などの心肺蘇生術が実施されます。病状によっては、心肺蘇生術により心肺停止の原因検索の時間を稼ぐことができ、さらに適切な治療を行うことで回復が期待されます。

しかし、がんの終末期で「死が差し迫った状況」においては、心肺蘇生術は全く成功しないか成功してもごく短時間、多くは数時間、の延命が得られるに過ぎず、ほとんどの場合ご本人とのコミュニケーションもとれず、ご本人やご家族にとって心肺停止からの意味のある回復は見込めません。したがって、このような状態に対して、多くの方は心肺蘇生を行わず、自然な死の訪れを受け入れることを選択されます。

あなたが終末期でどのような治療を行っても回復の見込みがないような死が差し迫った状態にあると判断されざるを得なくなった場合に、担当の医療チームは、あなたもしくはあなたがあらかじめ指名した代理人（あなたが意識低下などにより意思表明が困難な場合）の意向を尊重するために、あらかじめ用意された意思表示書を確認した上で、蘇生術を行わない方針をとりたいと思います。これをＤＮＲ指示といいます。

心肺蘇生を行わないということは、極めて慎重に検討されねばなりません。当院では、あなたを担当する医療チームによりＤＮＲの方針をとるべき状況かどうかを判断するとともに、その後も病状をみながら定期的に方針が妥当かどうかの再検討を行い、あなたもしくはあなたが指名した代理人に適宜情報を提供していきます。
なお、もし現時点であなたが蘇生術について意思表示をされない場合にも、今後の治療において不利益を被ることはありません。

それでその下に、「蘇生術に関する意思表示書（意向書）」というのがあって、どちらかにチェックをするようになっています。

□ 蘇生術について、現時点では、意思表示を致しません。
□ 私は、がんの終末期で病状の悪化により心肺停止をきたして回復が見込めない状態になった時、以下の条件の下で意義の乏しい蘇生術を行わないことを希望します。

これで何が言いたいかというと、今の段階でそういう時にはＤＮＲにしてほしい人は申し出ろ、ということらしいのですね。診療会議でこれが出された時に、ほとんど決まりかけたのですけど、私一人が大騒ぎしました。私は本気で、同僚はみんな寝ているのか狂っているのかどっちかだと思いましたね。

まず、この文書で「意思表示」をする対象として想定されているのは、「末期で、蘇生術をしても回復の見込みがない時」になっていますよね。だから強いて言えばこれは「ＤＮＡＲ」オーダーになるのですけれど、どうしてそんなの文書に残さなければいけないのかが分からない。

この場合、これで「ＤＮ（Ａ）Ｒ」と出さない患者には、無駄であろうが無意味であろうが蘇生術を「やらなければいけない」ということになりますよね。だってそうでなければわざわざこういう書

す。

だけ「本人の意思尊重」という建前をつけたいだけでます」なんて言わせる必要が、どこにある。形の場合は諦めてください、ごめんなさい、って言えばいいのです。向こうから「やらないでお願いし最初からこっちは、そんな無意味なことをやるつもりはないのですよ。だったらそう説明して、そか？」と聞きました。驚くなかれ、その先生は、「それが困るんだよね」と答えていた（笑）。救命努力をしてくれ、諦めずに蘇生術でもなんでもやってくれ、って頼んできたら、どうするのです類を出させることはない。会議の場で、私は、提案者の部長に、「末期の患者が、それでもとことん

患者の権利として、医学的に適応がある治療を断る、というのはあります。肺がんで、切れば治るが切らないと死ぬ。その場合、常識的には切った方がいいと誰もが思って、客観的にもそうであっても、ご本人が「切るのは嫌だ」と断る、ということはできます。それが本人の生命や財産その他について明らかに不利益になることでも、他人に迷惑がかからない限り、あえてそちらを選ぶ、という権利はある。これを「愚行権」といいます。タバコがいかに健康に有害でコストがかかることでも、マナーを守っている限り、喫煙の権利はある。

ただし、患者には、医学的に適応がない治療を、医療者に強要する権利はありません。手術をしてほしい、いや適応がない、つまり意味がない、マイナスである。他の人は確かに手術でよくなるかもしれないが、あなたは肝臓にも骨にも転移があって、そこだけ手術をしても状態を悪くするだけだ。この場合、患者には「手術を受ける権利」はないし、医者にも「手術をする義務」は生じない。なんらかのトライアルとしてやる研究医はいるかもしれませんが、それはその研究医がやればいいのであって、そうでない医者は、患者の「希望」に沿う必要はありません。

その場合にどうするか、というと、とにかく説明して納得してもらうのですね。やってもダメだ、

無駄だ、マイナスだと。最悪納得してもらえなくても、とにかくできないものはできない。そして、めでたく患者が納得してくれた時、「ではここに手術をしなくていいという同意書を」なんて出すと思いますか？　そんなのあるわけない。患者には、手術を受ける権利、なんて初めからなかった。もともとない権利は、放棄することもできない。持ってないものは捨てられませんね。

ＤＮＡＲも同じです。もともとそんなことは医療では適応ではないのですよ。もちろん、相手は素人だから分からないかもしれない。それはどうするかというと、説明して納得してもらうのですよ。相手から、改めて「そういうようにしてくれ」という「指示」を受けるのではありません。こんなの当たり前なのに、何を血迷って「サインしてくれ」なんて言うのでしょう。

それも、この書類を、初診の窓口で出すのだという。がんの病院ですからね、患者さんは別の病院で「あんたはがんだ」とか、「がんの疑いがある」とか言われて、真っ青になって飛び込んでくるんですよ。それを、医者に診察される前に、窓口のおねえちゃんから、「末期になった時に心臓マッサージをしますか、やめておきますか、やめておくならここにサインを」でしょ（笑）。いや、笑ってる場合じゃないよ。

そして、これをそのままやっていたら、多くの患者は「保留」にして、そのままにしておいたでしょうね。だって患者さんにとって大事なのは、そんな書類よりも治療のことですからね。担当の医者だってそうだよ。その結果は、いよいよの時には、当初の意図とは裏腹に、「それが困るんだよね……」の蘇生術をやる羽目になってしまう。なんか、医者が書類がどうのこうのと役人みたいになって、事務の役人は何も考えていない、という印象でした。正直、あそこの病院もおしまいだなと思ったね（笑）。

結局のところ、医者が、「自分で決める」のが嫌なんでしょうね。なんでもかんでも「患者本人が決めた」ということにしたい。それでないと言い訳できない。でもそんなのプロじゃないでしょう。シュナイダー先生やインゲルフィンガー先生が指摘しているように、「ドクター」の名前に値しない、と私は思います。この「意思表示書」は、結局その時は見送りとなりました。私がその病院を辞めてしまったので、その後どうなったかは知りません。

みなさんは福田恆存先生という方をご存じないでしょうが、戦後日本を代表する思想家です。本職は劇作家で、シェークスピアを全訳したことでも有名です。福田先生は安楽死について、こう書いておられます。「安楽死は宜しく一医師の個人的判断と良心に委ねるべきであり、法といふ外的メカニズムに委ねてはならない。医者の判断と良心に委ねられてゐる限り、彼は自分の判断の正否に悩み、良心の痛み、後ろめたさを感じる筈である。その後ろめたさを感じる事によつて彼は人間であり得、人格を保ち得る」。

私はこの通りだと思いますね。なんか、たとえば射水の事件みたいなことが起こると、医者の中から、法制化してくれとかガイドラインを整備してほしいとかいう話が出ますが、本来医者は自分で悩み苦しんで決めるものではないか、と思います。それを、法律で決まっているから、ガイドラインに則っているからと、ホイホイと処理しちゃっていいものでしょうか。

*

さて、私の講義形式はいったんここまでにして、これからみなさんに考えてもらおうと思います。まずは、３つのグループに分かれ、それぞれのテーマについて６００~８００字くらいの仮レポートを提出してもらいます。それについては私がコメントしますので、その後で、テーマをさらに絞って

1人5～7分の発表をしていただきます。発表形式はなんでもかまいません。我々はパワーポイントでやることが多いのだけれど、ワードの資料を配ってもいいし、全く資料なしの口頭プレゼンだけでもいいです。そして、各自発表の後、そのテーマについての総合討論をやります。

ところで1分の話って、どのくらいの分量か、分かりますか？　ごく大雑把には、原稿用紙400字の1枚位に考えておいてください。ただし、自分で原稿を用意して、それを読み上げるのはなるべくやめておいた方がいい。どうしても早口になるし、聴く側との疎通が図れなくなります。

それでテーマですが、その第一のテーマは、「死ぬ（べき）場所とそこにいる（べき）人」について。これに4人。仮レポートの後、自分たちで次の4つのタイトルでのプレゼンを振り分けてください。

- 本人からみた、自宅で死ぬメリットとデメリット
- 家族からみた、自宅で死ぬメリットとデメリット
- 本人からみた、病院で死ぬメリットとデメリット
- 家族からみた、病院で死ぬメリットとデメリット

第二のテーマが「末期患者の希望とは何か、それをどうつなぐか」。これに5人で、発表タイトルは次の5つです。

- 「大きな希望」をもつことのメリットとデメリット
- 「小さな希望」で済ませるメリットとデメリット
- 「死にたい」という希望は、叶えられるべきか

・医療者は、どこまで家族の代わりになるべきか
・死後の世界に「希望」を求めることの是非

第三のテーマが、「DNRをとるべきタイミング」について。4人で次のタイトルに振り分けて発表準備をしてください。
・早期に本人からDNRをとるメリット
・早期に本人からDNRをとるデメリット
・本人からDNRをとる際に留意すべきこと
・家族からDNRをとる際に留意すべきこと

全部のグループが終了した後で、1600~1800字の本レポートを出してもらいます。これは全員同じテーマで、「これから死にゆく人と話すにあたって気をつけること」。

言っておきますけど、ってゆーか、言わなくても分かると思うけど、これみんな、ものすごく難しいよ（笑）。とても大学1年生なんかに出すような代物じゃないよな（笑）。

そこで、注意事項をいくつか。まず、こんな、人生における究極の難問みたいなものに、そんなに簡単に答は出るはずはありません。田中美知太郎先生という哲学者は、人生の問いには「自動販売機から商品が出てくるように」答が求められるわけではない、と言っておられます。だけど、私はみなさんに、「答」を求めます。

こういうゼミではよく、「答を出すより、問いを設定して考えることが重要だ」ということをよく

聞きます。全体のオリエンテーションの時に、そういうことをおっしゃった先生もいたよね。それはそうなんだけど、あの時言うと角が立つから黙っていたけど（笑）、我々はプロだからね、いや、君たちはまだ学生だけど、プロになるんだからね、不完全だろうが一時的だろうが、とにかく目の前のことに対して「答」を出して行動しなければいけません。ただ手をこまねいて考えているだけ、は許されない。そこをスタートとして我々は次に向かうのです。「答」を出すことは「考える」第一歩でもあるのです。

もう一つ。その自分なりの「答」を出すに当たっては、自分の意見と世の中の常識や多数派の見解とが違う、ということが当然ありえます。それは私の話を聞いてきたからよく分かるでしょう（笑）。まさかに私の主張が、世間を代表するなんて思ってないよね。

それで、みなさんの見解が、私のものと違っていても当然だし、また世の中一般の「常識」と矛盾していても全く構いません。ただし、それを認識しておくこと。自分の意見は意見として、世間の多数派はこう思っている、自分とはここが違う、ということは、発表やレポートに書く必要はないけれど、自分の中で押さえておいてください。それが自分の身を守ることにつながります。私が言っても説得力はないか（笑）。

対話篇

臨床医と看護学生の討論

「死ぬ（べき）場所とそこにいる（べき）人」

それでは第一のテーマ「死ぬ（べき）場所とそこにいる（べき）人」について、みなさんと一緒に討論していくことにしましょう。

つい最近まで、日本でも欧米でも、人が死ぬのは自宅でと相場が決まっていました。というよりも他に思いつくような「死に場所」もありませんよね。それ以外、ということになると、ほとんど「野垂れ死に」みたいなことになってしまいます。「人間（じんかん）至る処青山（せいざん）あり」、という有名な言葉があって、青山というのは墓場のことで、要するに人はどこで死んでもいいのだよ、だから思い切って遠くへ出て活躍しろ、という意味になるのですが、ということはつまり野垂れ死にのススメ、みたいなものですよね。普通は自分の家で死ぬものでした。

そしてその場にいるのは、当然のことながら、家族です。それと友人でしょう。もう一つ付け加えるなら聖職者つまり坊さんで、医者の出る幕はあまりない。死亡確認くらいはしたのかもしれませんが、これは脳死であるかとか、まだ心電図の波形はあるか、なんてヤボなことは言わないでしょうから、「まだ生きてるか、もう死んでるか」は素人の判断でもそんなに間違いではなかった。

そういうのが普通の、換言すれば「あるべき」死の姿で、そうでない場合というのは忌むべきものでありました。そうでない場合の中には、たとえば結核療養所での死などがあり、伝染病だから隔離されるわけです。こういうのは望ましくない。それは分かりますよね。

それから、戦場で死ぬというのもそうです。弾に撃たれて即死、というのは別として、多くの場合は受けた傷がもとで、故郷に帰れず、いわゆる野戦病院で死ぬのですね。アメリカの場合、最も多くの戦死者を出して、歴史的にも大きなトラウマとなったのは1860年代の南北戦争でした。この時に、瀕死の兵士が野戦病院のナースに「俺が死ぬまでの間、俺の母親になってくれ」と懇願する、という有名な唄ができたそうです〔Rothman DJ. N Engl J Med 2014;370:2457–2460. PMID:24963563〕。死の床で病人を慰める家族や友人の代わりを、同僚の兵士やナースが務めたのですね。

ところが、最近は、圧倒的多くの人は、病院で死にます。病院は患者を助けようとして、そして結構助かるようになった。もちろん、やはり最後には人は死んでしまうのですけれど、なにせ助かる確率もそれなりにあるし、何より何度も治療で助かったりしてるから、死ぬ時も「そのつもり」にはなかなかならない。だから病院で治療しながら、そのまま死んでしまう。もっと過激なのは、集中治療室（ICU）でいろんなチューブをつけながら目いっぱいの濃厚治療をやって、その状態で死ぬ。あの、『コード・ブルー』の脳死の子どもみたいな感じですよね。

そうすると、死ぬ場所が自宅から病院に変わっただけではなくて、周囲の状況も変化します。そばにいるのは、家族よりも医療者、ということになる。ICUなんて面会制限がありますからね、家族といえどもなかなか、「ずっとそばにいる」ということすらできないことも多い。かつて、自宅で死んでいた時代は、ほとんどイコール、コミュニティの中であったのが、今では病院に入り、そして場合によってはその中でもさらにICUに入り、という二重に閉ざされた環境で、外界と隔絶されて亡くなる、ということになってしまいます。ついでですが、いまどき、枕元に坊さん（牧師さんでもいいのですが）がいて、なんてことはほとんど考えられないでしょう？

そういうのが「当たり前」の時代になってしまいましたが、一方でがんの末期の患者さんの場合は、心臓発作でドタバタしてるのとは違って、治療の見切り時もある程度わかるのですね。そうなると、どこで死ぬのか、死にたいか、ということを考える余裕が出てきます。そうしたら、やっぱり病院で白い壁の中に閉じこめられて医者や看護師に囲まれて、よりも、自宅で家族がそばにいる環境で最期を迎えたいなあ、という人も多くなってきました。一種の回帰現象と呼んでよいのかもしれません。

けれども言うのは簡単ですが、なにせ末期の病人ですから、そのまま家にいるのでは、余分な苦痛にさらされることもありうる。そして、家族は素人だから、いろいろと負担になる。昔は「そんなものだった」ということで、爺さんの時はこうだった、婆さんの時はああだった、というノウハウもあり、ご近所にはそういうのに詳しい年寄りもいたかもしれないけど、今はそうはいかない。爺さんも婆さんも病院で死んで、その時医者やナースが具体的にどうしてたかなんて誰も知らないのに、さてこの重病人をどう看取ったらいいのか、ということになる。さてどっちがいいのでしょう。

みなさんに発表してもらうと言いながら、どうも自分で喋りすぎだね（笑）。この辺でイントロをやめて、そちらにバトンを渡しましょうか。まずは、事前に書いてもらった仮レポートを紹介して、それに対して私がコメントをいたします。その後で、次の４つのタイトルに分けたテーマについて、各自に発表してもらい、討論をします。

- 本人からみた、自宅で死ぬメリットとデメリット
- 家族からみた、自宅で死ぬメリットとデメリット
- 本人からみた、病院で死ぬメリットとデメリット
- 家族からみた、病院で死ぬメリットとデメリット

このグループは今井さん、柏崎さん、相良さん、高見沢さんの4人で、タイトルの振り分けはグループ内でやってもらっているはずです。

まずは今井さんのレポートをみてみましょう。字数制限は600〜800字と言ったけど、これは1100字ちょっとで、相当オーバーしています（笑）。以下、みなさんのものすべてそうですが、総論的な部分は外すなど、ちょっとこちらで編集しています。

今井

私の祖父は私が高校生の時に突然死んでしまった。体調が悪化し病院に行った祖父は胆囊炎と診断され、病院側は80歳を過ぎている祖父にいきなり半強制的に手術を勧めてきた。手術をした当日、私たち家族は来週には退院できるという説明を受けた。私たち家族は祖母が死んでから寂しく1人暮らしをしていた祖父を家で面倒を看るということに決めた。しかし祖父はその翌日死んでしまった。私の推測ではあるが、祖父が暴れるため睡眠薬を投与したか何かの薬を多く投与するなどの処置の結果ではなかったか。

私は授業中、先生に呼び出され祖父が亡くなったから今すぐ帰るように言われた。私が病室についたとき祖父はたくさんの管につながれ心臓マッサージをされていた。私も泣きながら祖父の手を握った。「ピポッピポッ」という音から私が手を握った途端に「ピー」という音になり心電図が0になった。ただ泣くことしかできなかった。祖父は私が来るのを待っていてくれたのだと思う。

こんな無念の死に方をした祖父だが、誰に看取られて死にたいのかという点では、身内全員が間に合ったので良かったと考えてよいのかと思う。私は身内でこのような体験をしているので、医療従事者になったら少しは患者さんの気持ちに寄り添える看護師になりたいと考えている。

医者に対する恨みがヒシヒシと感じられます。いきなりこういうのが出てくると、コメントしにくいなあ（苦笑）。ただ、私は医者だからどうしても医者の肩を持ちますが、こういう急性期では予測不能の事態が起こることもよくあって、この病院の対応もやむを得ないところはあるだろうと思いますね。先ほど私が述べたように、こういう急性期の治療中での死亡、というのは、救命治療が優先しますから、ここでの「どこで死ぬか」なんて話の対象には入れられない、ということにさせてください。こういうのはやはり分けて考えないと、うまくいきません。

こういう不測の事態というものは、医療には必ずつきまといます。今後は今井さんは、そういう時に医療者の側に立つことになる。ではどうしたらいいか。

患者の急変時は、医療者も原因が分からないいままだ処置に追われてドタバタしていることが多い。家族に丁寧に説明する暇もなく、また何が起こっているか分からないのだから説明することもできないんだよね。けれども家族の側は、ただおろおろして、不安で、誰も何も言ってくれなくて、疎外感にさいなまれることになります。まさかに処置に走る医療者によって突き飛ばされたりはしなくても、どこにいていいかも分からないしね。

こういう時は、一言、家族に対して声をかけます。「原因は分かりませんが状態が急変し、今、皆で治療しています。何か分かって一段落ついたらご説明しますが、今は処置を優先せざるを得ません。ご心配でしょうが、しばらくお待ちください」……今言ったことで、時間にして10秒ちょっとだよね。このくらいなら処置の合間に一人が出てきて言う、くらいの余裕はあるでしょう。内容は、ほとんど「（医療者の様子を）見ていたら分かる」くらいのもので、何も言っていないに等しい。だけどこの一言をかけておくかどうか、は非常に大きな違いになるんです。

次に柏崎さんのレポートです。これも1000字以上あるから字数制限を守っていない（苦笑）。

柏崎

私は看取ってくれる人がいるなら病院、特別養護老人ホーム、自宅、どこで死んでも良いと考える。しかし、家族がいる場合、病院や特別養護老人ホームで死んだ後自宅で故人と家族が一緒に過ごす時間を作るべきだ。自分の経験を元に挙げると、1人の祖父は病院で死んだ後自宅に戻ることなく火葬場へ行ってしまった。

もう一方の祖父は特別養護老人ホームで死んだが、自宅に帰ってきて葬儀までの間、長年の苦楽をともにしてきた祖母（祖父にとっては妻）と同じ部屋で寝たそうだ。私や母からすると死んだ人と隣で寝る……？という気持ちになるが、やはりそこは長年連れ添った仲だと違うのだろう。病院で死んだ祖父は自宅に一度も戻ること無く骨となってしまったわけだが、いくら死んでいるとしても家に戻り、家族だけでの時間を作り、ゆっくりと別れを惜しむ時間が必要だと考える。

看取ることに関して、私は愛する家族の最期は自分も見届けたい。自宅でない場合、連絡があって向かうまでの間に命がつきるかもしれない。そう考えると自宅が良い気がする。だが自宅だと病状の悪化を知らせる機械はついていない。特別養護老人ホームで死んだ祖父は施設の看護師が異常に気づき、すぐさま祖母の元へ連絡が行った。しかしそこから駆けつけた人たちは誰一人祖父の死に際に立ち会えなかった。やはり残る家族のこと考えたら一番ずっとそばに寄り添っていられる自宅、もしくは機械が教えてくれてそこにすぐに駆けつけられる病院が良いと考える。

ここでポイントは2つあって、家族としては、病人が亡くなる時はできるだけ死に目にあえるようにしたいので、その意味では病院でモニターがついている方がタイムリーに行けるのではないか、ということ、もう一つは、どこで死のうとも、亡くなった後ででも自宅で家族とともにいる時間を持つべきだ、ということですね。後者についてはその通りだと思います。私も高校生の時に祖父が亡くなりましたが、田舎の家に遺体を連れ帰って、床の間で寝かせていましたね。ただ今の都会での住宅事情では難しいかなあ。

レポート後半の、「どこで死ぬか」については、家族の視点（というか、家族の都合）に主眼が置かれているけれど、本人はどう思うのか、も大事ですよね。また、最期の「臨終の瞬間」に意識が集中していますが、それまでの療養期間がどうか、を考える必要があります。心電図が止まる時にそこにいるかどうかなんて、あまり本質的な意味はないと私は思います。それよりもっと前の、意識がある時、もしくは手を握って呼びかければ反応がある時、の方が重要ですね。それに、みなさんはまだ分からないかもしれないけど、心電図のモニターをつけてたって、「その瞬間」を予測することなんてできません。あまりアテにしないように（苦笑）。

その次は、相良さんのだけど、これはきわめつきで、１７００字を超える力作です（苦笑）。君は私の言ったことを聞いてないだろ（笑）？

このレポートには、結婚率が低下して孤独死が増えるとか、高齢社会を迎え２０３０年には多死時代を迎えるとかいう社会科学的なこともつらつら書いてあるけれど、全部カットするよ（笑）。

相良

実際に、もし私の祖母が衰退して死んでしまうかもしれない状態になったら、私たち家族は迷わず病院にすべてお願いしてしまうだろう。それは、自分の知っている人、家族が生きていたところで、その人が死んでいる姿を見るのが辛いからだ。私が老人になった時にも子どもに迷惑をかけながら死ぬのはいやだと思う、それ以前に子どもに介護してもらうのも悪いと感じるだろう。

【どこで】死ぬかは、上に述べてきたように病院や施設で死んでいきたいという結論に至った。では、【誰に】看取られたいか。大体の人は、自分の家族、恋人、友人など大切な存在である人に看取られたいと望んでいるだろう。だがここで一つ疑問が生まれる。「家族も恋人も友人もいなかったら誰に看取ってもらうんだ？」という問題だ。私が家族も恋人も友人もいなかったら、ドラマ『白い巨塔』と同じように信頼できる存在である主治医の先生に傍にいてほしいと願うだろう。誰も頼ることのできない状態の中、唯一自分の弱さを見せられる存在だからこそ、死ぬ間際にはいてほしいと望むのだと思う。

なんか、いやにまともなこと書いてるじゃん（笑）。本人の立場と家族の立場の矛盾や葛藤を、率直に突いていて、この指摘は非常に鋭いのですね。家族としてはやはり病人が苦しむのは見たくない、だけど自分が死ぬ時には家族にいてほしい。矛盾するけど、もっともな感覚です。あと、家族や友人がいなかったとしたら、主治医がその代わりになってほしい。これは、今回の最初に述べた、南北戦争の戦士の唄に通じるものがありますね。医療者は擬似家族というか、その代理になるものなのだと。ここまでだったらいいんだけどね、このレポートにはまだ先があるんだよ。「最後に」とかいって、

今回のレポートを書く際に死ぬことについてたくさん考えさせられた。そこで強く思ったことが一つだけある。どこで誰に看取られながら死ぬということを考える以前に、そのようなことを考えなくても良いくらいに自分の人生は幸せだったとかみしめ、後悔なく死んでいきたいということだ。幸せだったと後悔なく人生を終わらせることができることが、場所や誰に看取られるかよりはるかに重要だと思う。

これって、最後の結論を与えられたテーマとは別に自分で設定してしまっています。こういう「論点のすり替え」は、実を言うと我々も時々使う手なのだけどね（笑）、さすがにここまであからさまではないよ。それに、こんな裏技は、学生さんが使うような手段ではありません。20年早い（苦笑）。気を取り直して、高見沢さんのレポートにいきましょう。これはきっちり八〇〇字にまとめてあって、涙が出るほど嬉しい（笑）。導入部分を除いて、ほぼ全文を再録します。

高見沢

10年前私の姉は白血病のため病院で亡くなった。深夜であったので姉の死に立ち会うことはできなかった。母に聞くところでは、数々の医療機器につながれた状態で姉は息を引き取ったという。10歳という幼さで1年半も壮絶な治療に耐え続け、外にも出られず、最期に見た風景までもが殺風景な病室であったとはあまりにも酷であった。患者にとって病院は自由の奪われた場所であるので、そこでの死は彼らに苦痛を残すのではないだろうか。一方、自宅の場合は、苦しさから解放され自分らしさが尊重されるという利点がある。そのため多くの人が自宅での死を希望するということも理解できる。しかし、我が国では病院以外で亡くなった人は医師が立ち会っている場合を除き、警察の検視を受けなければならない。時には司法解剖をされることもあるそうだ。私の親戚にも自宅で亡くなって司法解剖をされた方がいる。死因が特定できなかったようで、何日もかけて体の隅々を調べられたという。亡くなった後にも多数の傷をつけられているとは大変痛ましいことである。それに加え、医療従事者が常にいるわけではないのでケアの面で家族の負担が大きくなる。自分らしさの尊重という点では自宅の方が死に場所にふさわしいと思われるが、欠点もあるため、一概にどちらが適するとは言えないというのが私の見解である。

また最期の時に隣にいるべき人は第一に家族であると考える。姉の最期に私の家族は誰一人傍にいることができなかったことを悔やんでいる部分もあるのだが、患者自身も最も過ごした時間の長い家族と一緒にいたいと思うはずである。家族がいらっしゃらない場合は友人や医師、看護師など、患者が心から信頼を寄せる人が傍にいるべきである。近くで安心感を与えられる人が必要ではあるまいか。

お姉さんの経験から、「自分だったら」という視点で考えて、「自宅が望ましい死に場所である」ということですね。その上で、家族の負担や司法解剖のことなど、この結論に対するリスクも考察されていますので、レポートとしてはパーフェクトです。

その、警察や司法解剖などについてちょっと解説しておきましょうか。「人の死」にはおおざっぱには二種類あって、「病死または自然死」と「その他」に分かれます。「その他」は事故、自殺、他殺、また原因不明の突然死、などがあり、一括りにして「異状死」と呼ばれます。この「異状死」の場合、見つけた人は警察に届け出る義務があって、死亡診断書を作成するのは警察から依頼された監察医です。必要とあれば監察医務院での行政解剖や、大学の法医学教室でやる司法解剖（犯罪を疑う場合）などが行われます。この解剖は死因を調査し、犯罪性を否定するためですから、強制力を持ち、遺族も拒絶することはできません。

それで、病気があれば「異状死」でなくていいじゃないか、という話にもなりますが、病人を家で殺してしまった、なんてのもあるわけでしてね。厳密に言えば、医師法第20条に規定があって、医者が死亡診断書を書けるのは、24時間以内にその患者を診察していた場合のみです。つまり、法律では、24時間以内に医者が診察していなければ、「不審死」として警察に届け出る義務がある、とされていました。

とはいいながら、やはり、長期にわたって病気で苦しんでこられた人が家で亡くなった場合に、この規定通りにみんな警察沙汰にするのはあんまりですので、実際の運用はもっと現実的になっています。よく我々のところにも警察から電話がかかってきて、○○という人が亡くなったのだけれど、そちらの病院に通院していたそうですが……という照会がきます。ああ、その人は肺がんの末期だけど、自宅の方がいいと言って、療養されてたんですよ、ということであれば、じゃあいいです、ということになる。この場合は監察医が解剖せずに死亡診断書を書いてくれるようです。あるいは近くの先生が書いてくれることもある。平成24年に、さっきの医師法20条の運用についての通知が出て、診療中の患者さんが亡くなった場合、あらためて診察して、やっぱりその病気がもとだと判定できれば診断書を書いてもよい、と明記されました。これは平成28年度版の死亡診断書記入マニュアル（厚生労働省）に書いてあります。私はこの間、診ていた患者さんがご自宅で亡くなったとき、自分で警察に出向いて遺体を「診察」し、診断書を書きました。一方、その人は確かにうちの病院にかかったことがあったけど、それは大した病気じゃなくてすぐ治ったよ、という場合であれば、正規の監察医の手続きがとられるわけですね。

何にしても、「警察が入った」ということ自体、イメージはよくないですよね。最近では、あらかじめ訪問診療医を頼んでおけば、厳密には24時間以内という基準を満たしていなくても、その先生がそのまま死亡診断書を書いてくれますし、そうでなくても病死であることが明らかな場合は、警察や監察医務院の介入もかなり緩くなりました。しかし、確かに自宅で看取るのに、「警察沙汰」になることまで考えなければいけないのは嫌なことです。

後半の「誰がそばにいるか」についてもよくまとまっています。だけど、残念ながら、ここに書いてあることは相良さんと同じなんだよね（笑）。

この4人のレポートを読むと、どうしても家族の立場からの視点が主体になっています。まあそれはそうだよね、みなさんの年齢で自分が死ぬ時のことなんてそうそう考えられないでしょう。ただ、本来は、患者本人の意向を最優先させる、というのが原則であるはずですよね。

それから、今井さんのように、positive にも negative にも、医療者の果たす役割について考えられています。それは、「こういうふうにはしたくない」というものも含めて、ということですが。そして、警察に介入など、社会的な要素の考察もありますね。

ただし、みんなあまり書いてなかったけれど、そもそも「どうして自宅がいいのか」ということも考えておきましょう。高見沢さんのレポートには「殺風景な病室」という言葉がありますが、それはまあ清潔で整理されているということでもある。その代わり自宅はごちゃごちゃしている環境になるでしょう。なのにどうして自宅がいいのでしょう。

患者本人にとって、自宅の最大のメリットは、時間を自分でコントロールできる、ということかもしれません。なんたって病院では朝6時にナースが検温なんかで起こしに来るしね、夜の9時には消灯になるし。いまどき、夜の9時に寝るなんて、君らみたいな未成年でもそんな生活しないでしょう(笑)。病院と刑務所くらいじゃないのかな。もしかすると、患者さんは、刑務所に入れられているような気がするのかもしれません。だから自宅で、いつまで寝てても、いつまで起きていても、いつ食事をとってもとらなくても好きにできる、というのがありがたいのです。

この、「患者はどこで死ぬのがいいか」という問題では、どうしても患者本人からの気持ちと、世話をする家族の意向の両方を考えないといけません。そして、この2つの立場は、相良さんの指摘にもありますが、しばしば矛盾し、時には真っ向から衝突します。というわけで、次の発表と討論では、この要素を分解して考えることにしましょう。

＊

引き続き、仮レポートの内容と、それについての前の議論の上に、4つの要素に分けて各自の発表と討論を行います。発表形式は、なんでもOKです。我々はパワーポイントを使うことが多いのですが、使い慣れていなければなしでもいい。ワードに言いたいことをベタ打ちで書いてきてそれを配っても良いし、なんにもなしでそのまま喋ってもいいです。

ちなみにね、資料を配ると、聴く側はどうしてもそれを見てしまいがちになります。その上、話す方も資料を読む方式にすると、お互いに下を向いてしまいますので、プレゼンとしてはうまくいきません。少なくとも話す方は、資料はごく時々目を落とすくらいにして、聴衆の側を向いて語りかけないといけません。だから、いっそ何もなしでただ話す、というのが最も印象的になることもあります。

順番は、この4つの項目

- 本人からみた、自宅で死ぬメリットとデメリット
- 家族からみた、自宅で死ぬメリットとデメリット
- 本人からみた、病院で死ぬメリットとデメリット
- 家族からみた、病院で死ぬメリットとデメリット

の順に行きますね。まずは「本人からみた、自宅で死ぬメリットとデメリット」ですが、誰がやるの？　相良さん？　いきなり君かよ（笑）。まあいいや。どうぞ、前に出て。

相良――緊張します。

緊張するのは君には似合わないから（笑）、そのまま行け。

相良――私は「本人からみた、自宅で死ぬメリットとデメリット」について考えてきました。まずメリットですが、自宅にいますので家族がずっと関わってくれることが挙げられると思います。また、派遣される訪問看護師さんなどとも仲良くなれると思います。何より、ずっと住んでいるところですから、家に愛着があり、馴染んだ景色とか匂いとかの中で過ごせるのが良いと思います。

デメリットとしては、やはり家の人に迷惑をかけることになるのが心苦しいと思います。罪悪感というか。それを感じるくらいだったら、いっそのこと病院の方が気が楽だ、と考えるかもしれません。そんなとこですけどいいですか？

いいよ（拍手）。十分だな。さてそれで質問をしたいのだけれど、相良さんは仮レポートで、「家族や友人に囲まれて死にたい」と書いていましたよね。だけどそこで、何を話せばいいのかな？

相良――何を話せばいいのかって言うと……

いつか話した、私が東大で解剖学を教わった養老先生の、そのまた師匠にあたる細川宏という先生は、44歳の若さでがんのため亡くなっています。その方が、病気になってからの心境を詩集（『病者・花―細川宏遺稿詩集』現代社）として発表しています。その中にね、「どうして自分はがんのことを周囲に言わなかったのか」と自問自答するところがあるんです。結論を言うと、「もうすぐ自分は死ぬんだと言うと、周囲はどう言葉をかけていいか戸惑うだろう」という気遣いと、もう一つ「それによって周囲との会話が途切れてしまうのに耐えられなかったからかもしれない」という自分自身の理由を挙げておられます。

それでね、細川先生が亡くなったのは50年くらい前だから、がんの告知なんてしないのが普通でした。だけど今は、別に患者自身が医者じゃなくても、患者さんは自分ががんだと知っていますよね。家族も知っている。そこで、果たして、どのようなコミュニケーションがとれるのか。細川先生が恐れていたように、気まずい雰囲気になって、コミュニケーションが切れてしまわないか。

相良――別に何も話さなくてもいいのではないですか。家族だったら、そこにいてくれるだけで、何か安心するのではないかと思います。

偉いね君は。その通りでしょうね。逆に言うと、そばにいる人にとっては、「何かをしなければ、何か言わなければ」と思わなくてもいいんですね。

もう一つ余計な例を出しますが、ピーター・バッハという、ニューヨークのがんセンターに勤めている有名な先生が、この間、奥さんを乳がんで亡くしたそうです。バッハ先生は、その喪失感を、こう書かれています〔Bach PB. The Day I Started Lying to Ruth—A cancer doctor on losing his wife to cancer. New York Magazine 2014 May 6.〕。「何かを一緒にする人は、他にもいる。ただ、一緒に何もしない、という人は、他に誰もいない」。なかなか良い表現だよね。それでは次は今井さんね。どうぞ

今井――私は、「家族からみた、自宅で死ぬメリットとデメリット」についてまとめてみました。まず、患者と一緒にいる時間が長いということは家族にとってもメリットだと思います。また、最期まで看取ることによって、達成感が得られるのではないかと考えました。ただ、自宅にいるのは患者と最低限の会話ができるくらいまでで、その後は病院にいても同じことかな、とちょっと思いました。

デメリットとしては、やはり家族にかかる負担やストレスから、患者と衝突するようなことも起こりうると思います。また、手に負えないような症状が出てきたらどうしよう、という心理的プレッシャーや、実際に出てしまった時に、患者の苦しみを見かねることにならないかという不安があります。以上です。

結構です（拍手）。先に確認しておきたいのですが、今井さん自身はどっちで死にたい？

今井——私は自分では在宅を希望するのですが。ただ、話せないような最期になったら病院でも良いかな、と思います。

ただね、「会話ができる」ということは、確かに重要なことではあるけれど、それがコミュニケーションのすべてではないですね。言葉が出なくなっても、もしくは視覚や聴覚が怪しくなっても、触覚は残りますから、ずっとそばにいて手を握っている、というのも立派なコミュニケーションです。「話せなくなったらもうやることは一緒」とは思わない方が良い。

あと、少しだけ追加の指摘をしておきましょうか。この発表の課題は、「メリットとデメリットをまとめる」でしたが、ここまでまとめたのであれば、その先、ではどうしたらいいのか、というところまで考察できたらなお良かったね。

たとえば、今井さんの趣旨は、自分では在宅で死にたいのだけれど、家族への負担となるこれこれのデメリットが大きい、ということですよね？　そうしたら、その負担を軽減するためにはどうしたらいいか、を考える。身体的なものであればサポートシステムなどを整備すればいい、ということになるし、実際にかなりできていますよね。また、精神的な不安に対しては、たとえば24時間体制で相談に乗る電話窓口みたいなものがあるだけでもだいぶ違うよね。そのまた先に、そういうのを設置する人手はどう確保するか、またコストはどうか、という話になりますが、まずは「どうすればいいか」を考えるだけでも議論のレベルは上がります。

では病院で死ぬことについて。次は高見沢さんか。

高見沢——（ワードでの配付資料をもとに）私は、「本人からみた、病院で死ぬメリットとデメリット」についてまとめてきました。メリットとしては、医療関係者が近くにいるため、最適な処置を受けることができる、DNRなどの方針が尊重されやすい、家族にかける負担が少なくて済む、があると思います。最後の点については、やはり大切な人には迷惑をかけたくないと思うのではないでしょうか。デメリットとしては辛い経験をした場所で最期を迎えなければならない、閉鎖的な環境から抜け出せない、数々の医療機器につながれて自由が奪われた状態で逝くことになる、一言で言うと「自分らしさが尊重されない」のだと思います。

私は、患者本人にとっては病院は苦痛に耐えてきた場所であり、せめて最期はその辛さから解放されたいと思います。病院での死は、自分らしさが奪われるという決定的なデメリットがあり、ふさわしくないと思います。

素晴らしい（拍手）。ちょっと確認しておきたいのだけれど、メリットの中にDNRなどの方針が尊重される、というのがありますが、院内なら意思決定事項が徹底される、ということですね。

高見沢――そうです。家だと、自宅で看取る予定だったのだけれど、救急車を呼んでしまって、心臓マッサージなんかをされた、という話を聞いたこともあるので。

確かに、ある程度覚悟はしていても、いざとなったら家族も慌ててドタバタすることがあります。それはそうとして、高見沢さんの主張は、10歳で亡くなったお姉さんの経験を元にして、病院で「自由が奪われた状態で」死んでしまうことへのアンチテーゼがありますね。ただね、また余計なことを言ってしまって申し訳ないけれど、患者がお子さんの場合は、医者も辛くてなかなか諦めがつかなくてね、どうしても「やり過ぎ」になってしまうことはありますね。

さて一般論として、病院で死ぬ時に、確かにせめて「やり過ぎない」ということは大事です。なるべく「自由を奪う」ことは最小限にしたい。私は、タバコが好きな患者には「最期の一服」を吸わせてあげてもいいんじゃないかと思うのだけれど、今は、どこの病院も敷地内全面禁煙ですよね。そんなに堅いこと言わなくてもいいと思いますが。最期なのに、ねえ。

昔ね、肺がんで治療した爺さんが、2年経過して、いよいよターミナルになった時に、私にこう言ってきました。「私はもうだめですよね。分かります。そこで先生にお願いです。私は2年前に先生から肺がんだと言われた時に、酒もタバコもぜんぶやめました。そして先生たちの言うことを聞いて、まじめに治療しました。おかげで、あの時ももうダメかと思いましたが、2年生き延びることができました。だけど、いよいよもうダメなら」。ここで、「一服吸いたい」って頼まれたらどうしよう、と思ったのよ。これはばっかりは絶対禁止になっていたし。そうしたら爺さんは「酒が飲みたい」って言ってくれた。有り難い、よしきたってなもんでね（笑）、すぐに病棟婦長に頼んで個室に入れてもらって、ビール飲んでもらった。その後日本酒も出したかな。あまり飲めなかったようですけどね。

あと、「自由を奪う」ことについてまた補足だけど、これってね、ナースがそれを要求することも多いのですよ。末期の患者に心電図のモニターつけるのは、私は嫌いでね、脈が乱れたからどうこうするわけでもないし、やめてしまえよ、ってよく言うのだけれど、夜勤や何かで人手がない場合はどうしてもそういうのに頼るのですって。やっぱりナースサイドからすると、「気がつかないうちに呼吸が止まってしまっていた」というのを嫌うようです。無理もないといえば無理もないか。

もう一つ、高見沢さんが仮レポートでも指摘していた、自宅で死亡した時に、下手をすれば「警察沙汰」になる、というのがありましたね。誰が死亡診断書を書くのか、という問題です。自宅での看取りでは、その準備もしておかないといけない。

数年前の年末に、私は上司の、かなり偉い先生の奥さんを受け持ってましてね。肺がんでした。もういよいよ、となった時に、患者さんが家に帰りたいとおっしゃった。じゃあ外泊しましょうということで、点滴などの管理をその先生がやることにして、12月26日に外泊された。誰がどう見ても、これで最後だろうなあ、という感じでしたね。

一日二日は調子よかったらしいですけど、12月28日に、私の携帯に、ご主人である上司の先生から電話がかかってきた。かなり様子が怪しい。けれど本人は病院に戻りたくない、と言っている。このまま自宅で、ということになった時には、来てくれるか、ということです。そんなの断れないよね、(苦笑)。ああいいですよ、と答えたのですが、以後は私は、通勤の時も地下鉄に乗れなくなった。携帯がいつ鳴るか分からないし。

予想通り、12月31日の夕方、病院から自宅へ帰るタクシーの途中で携帯が鳴った。「家内が非常に苦しんでいる、なんとかならないか」。すぐに病院にとって返して、モルヒネや鎮静剤やその他必要かもしれない薬を袋に入れて、ディスポの注射器や何かもポケットに入れて、タクシーで先生のご自宅に着いた、ドアを開けた、その時先生が出てこられて「今、息を引き取ったところだ」とおっしゃった。ただし、もちろん先生も医者なんですけれど、ご主人が身内の死亡診断書を書くわけにはいかないから、私が到着して、その時に亡くなったということにして、私が診断書を作成したのです。

この時は、先生から「書類は？」と聞かれましたのでね、「先生、お怒りにならないでくださいね、実は、一枚、病院から持ってきました」って言ってね、その場で書きました。現実はなかなか、規則通りにはいかないし、そうしない方が良いことも多いのですよ。

それはいいんだけどね、ポケットや袋に入っている麻薬なんかをどうするんだよ。まさかこれから歌舞伎町に売りに行くわけにもいかない(笑)。病院に戻らなければいけないんだけど、道が分からない。もう夜になってるんだけど、玄関を出たらとにかく目印になるようなものが何もない。コンビニ一つみつからない。なんたって偉い先生で、高級住宅地に住んでいて、とにかく一軒家ばかり並んでるんだよ。また12月31日のことで、人っ子一人いなくてね。出る前に家内から、「あの辺はオヤジ狩りが出るそうだから気をつけて」なんて言われてたし（笑）、気味が悪いったらありゃしないんだけど、まさかまた玄関開けて、奥様亡くして泣いている先生に、「駅どっちですか？」なんて聞くわけにはいかないしね。ごめん、また要らん話をした（苦笑）。

最後に柏崎さんだね。お待たせしました。

柏崎――（ワードでの配付資料をもとに）「家族からみた、病院で死ぬメリットとデメリット」についてお話しします。まず、脳梗塞などで倒れて、そのまま安定せずに亡くなる場合と、がんなどで長期に闘病している場合に分けて考えます。急性期だと、必要な処置を行ってくれること・急変時にすぐ連絡がもらえることなどのメリットと、家に帰れず死んでしまう可能性が高く、あっという間の出来事で後悔の念が残るというデメリットが考えられます。

慢性の病気だと、病院では家族は感情や介護による精神的・肉体的ストレスが溜まらず、医療従事者が不安感などに対する家族のケアもしてくれる、また患者の接し方へのアドバイスもある、などのメリットもありますが、金銭的負担、そばで見てやれない申し訳なさ、病状を進むのを見ることが辛くなり足が遠のく、などのデメリットがあります。

まとめると、病院では、家族にとっては安心できる環境であり、家族の心のケアまで整っていますが、長年過ごしてきた場所で最期を迎える希望をもつ患者も多いと思われます。家族にとっては病院でのケアはメリット・デメリットどちらもありますので、本人に決めてもらうのが一番ではないでしょうか。

結構です（拍手）。柏崎さんの仮レポートは、家族からの観点が目立ち、「最期の瞬間」に意識が集中しすぎて、それ以前のことについて目を向けた方がよいと思いましたが、この発表では見事にそれが修正されています。

ただね、この場合、急性期のことはさすがにこの議論の対象外と考えてください。そういう場合は、当然のことながら救命措置が優先されるので、あまり「選択の余地」はないでしょう。まあ、今まで元気だった超高齢者が急にどうにかなって亡くなった時にどうするか、というような問題はありますけどね。先ほどの「警察沙汰」の続きで、病院にかかったことがなければこれも「異状死」として届け出義務があるので、監察医が出てきて……、というような話になってしまい、さすがにどうなの、と思うこともあるのですが。

さてそれで、残りの時間で、総合討論をします。大体のところは個別の議論で出たような感じですが、まずはみなさんの「結論」を改めて聞きましょうか。自分なら、結局どこで死にたいか。あと、自分の家族、そうだね、まあ配偶者にしようか、自分の夫を看取るのなら、どこがいいか。この2つを聞いてみましょう。発表の順番とは逆に、まずは柏崎さんから。

柏崎――自分だったら、病院で死にたいと思います。自分の夫だったら、自宅で看たいけど。

他の学生さんの発表を聞いていてもそうだけど、やっぱり「周りに迷惑がかかるから」という気兼ねが出てくるみたいですね。そして、自分が世話する側だと、やってあげたいけど自信がない、ということでしょう。多くの家族の人がそう悩んでいます。次、高見沢さん。

高見沢――自分だったら自宅で死にたいし、自分の配偶者も自宅で死なせたいと思います。

それはやはりお姉さんの時の経験から?

高見沢――はい。

そうでしょうね。ただね、何度も言うようだけれど、小児科領域は多少とも特殊だから、お姉さんの場合もやむを得ない事情があったとは思いますけどね。だからせめてもの工夫として、たとえば

『コード・ブルー』の呼吸器外しで紹介した、ある小児科では最期の瞬間に親に抱いてもらうためにチューブを外す、というような配慮もされるわけですね。

次、今井さんはどう思うか？

今井――自分だったら自宅で死にたいですけど、配偶者だったら病院で死なせたい。

それはどうして？

今井――自分が自宅で介護しても、十分なことができずに、配偶者を苦しめることになるんじゃないかと思って。

これも柏崎さんと同じ心境ですね。多くの人が、自宅で死にたいのだけれど、自分がケアする側に回ると自信がない、患者を苦しめたらどうしよう、と思ってしまうわけです。だから我々としては、そういう不安を理解した上で、それを軽減させるにはどうしたらいいか、という方法を考えていかねばならないということです。それで、相良さんは？

相良――自分のことであれば、病院で死にたい。

どうして？

相良――病院の方が、いろいろ治療してもらって、長生きできると思うから。

なんだよ。これはどこで「死にたい」のか、という話なのに、君はそもそも全然諦めてないじゃん（笑）。まあそれはそれでいいけど。

相良――あと、やっぱり家族に迷惑がかかると思うから。

じゃあ、相良さんの旦那さんがそういう病気になったら？

相良――病院で死なせたい。ただし、死なないような病気だったら、家で世話していたいと思います。

君は時々すごくいいこと言うね（笑）。

さて、時間も残り少ないのだけれど、他に何かありますか。三橋さん（註：本書の担当編集者）、何かコメントある？

三橋――みなさんのお話をお聞きして思ったのですが、「世話になる」、「迷惑をかける」、ということは、そんなに悪いことなのでしょうか？　それって家族でありながら、お互いに遠慮がある、ということになりませんか？

そうですね。家族ではあるのだけれど、「迷惑をかけたくない」、もしくは「迷惑をかけることが（自分にとって）苦痛である」というのが大前提になっている感じがします。現実問題として、これは患者さんにとって、いわゆる〝spiritual pain〟になってしまっていることが多いのではないでしょうか。つまり、自分は迷惑をかけるだけの存在ではないのか、もうこの世には不要な存在ではないのか、ということですよね。

三橋さんの指摘の通り、本来は「家族なのだから」、そういう遠慮をすること自体が不幸だ、ということになると思います。ただ、これは言い出すとなかなか難しい。仮に、世話する側が「とにかく生きていてくれさえすればいい」と本心から思っていたとしても、世話される側がそう思えるかどうか。

以下、アベル・ボナールの『友情論』という本に書いてあった話だと思いますが、やや不確かです。本当の友、とはどういうものか。それによるとね、助ける・助けられるということがあった時に、たとえば金を用立てた、とか、世話をした、とか、そういう時に、助けられた方がそのことを忘れて、全く気にしない、というのが真の友情だそうです。

意味分かる？　助けた方がそれを忘れる、ってのは普通の関係なんだよ。本物は、助けられた方が忘れる。なぜならば、その時に助けたのは、もしくは助けられたのは、たまたま巡り合わせがそうだっただけなので、助けられた側からすれば、逆の立場であれば、当然、同じことを相手にしていたわけで、相手もそれを分かっている。今回はたまたまそうだった、というだけで、二人の間でこういうやりとりがされるのはごく当たり前なのだ、いちいち礼を言ったり恩に着たりするようなものではない、ということですね。そして二人はその認識を完全に共有している。これこそが真の友情だ、ということです。

だけどこれって、世の中にどのくらいあるのかね？　私は結婚20年になるけど、うちの家内と、とてもそこまでの関係にはなっていないよなあ（笑）。

対話の2

「末期患者の希望とは何か、それをどうつなぐか」

それでは第二のテーマ「末期患者の希望とは何か、それをどうつなぐか」を取り上げて、まずは前と同じようにみなさんの仮レポートを見ながら、あれこれ考えていきます。

参考図書としては私の書いた、『希望という名の絶望』（新潮社）を挙げておきました。これはちっとも売れなかったね（苦笑）。うちの編集者が、「これはタイトルのつけ方を間違えた、ごめん」とか謝っていたけど、かなり重苦しい内容でもありますしね。というわけで、みんなに買ってもらうなんて図々しいことは言わなくて、私の手持ちのものを数冊、回覧してもらいました。読んだ？　まあそんなに真面目に読まなくてもいいです。

もう一つ、岸本英夫先生という方が書かれた、『死を見つめる心』（講談社文庫）という本の、冒頭部分をコピーしてみなさんに配りましたね。これはもちろん、少なくともそこのところは読め、ということで配ったんだよ。本当ならこれは買って読んで欲しい。この本は昭和48年に文庫になって、私が持っているのは、昭和52年発行の第5刷で、定価は２４０円（笑）。今は２４０円の本なんてないだろうなあ。私は確か高校生の時にこれを偶然読んで、当時自分が考えていたことを見透かされたようにズバリと書かれているのをみて、衝撃を受けました。以後私のバイブルです。

岸本先生は東大の宗教学の教授で、もともと生と死について考えてこられた方です。どうして死ぬのが怖いかというと、死ぬ過程での苦しみというものもあるのだけれど、それ以上に、今、ものを考えているこの「自分」という存在が消滅してしまう、そのことがやはり一番恐ろしいことだ、と指摘しています。そうすると、これは未来永劫解決されない。死ぬ過程での苦痛の軽減、というのは医学の発達でどうにかなるかもしれないけどね。

そして宗教学の立場から、宗教はどのようにしてその恐怖から人を救うのか、を検討してみた。その解決法は、岸本先生によると、一つの例外もなく、死後の世界の提示である、ということです。死んでも、その後に、極楽浄土や天国が待っていて、自分の意識が残るのであれば、この問題はほぼ解決する。極論すれば、地獄であっても、「ないよりマシ」なんですね。だけどそれでいいのか、というより、それで納得できるのか。

岸本先生ご自身は、子どもの頃、敬虔なクリスチャンの家庭に育ったのだけれど、青年期に、近代科学の立場から、どうしてもそんな、奇跡だとか神だとかを信じることができなくなったのだそうです。今ものを考えている自分の脳が全部消滅してしまった後で、自分という意識が残るとはどうしても思えない。だから死後に浄土や天国が存在するなんてありえない、と考えるようになった。

そうすると、「死の恐怖」に対して、最も有力な武器である「死後の世界」を信じることを捨ててしまったことになります。素手で立ち向かうことになる。この時、伝統的な宗教家からは、「あんたは今、健康だから、そんなことが言っていられるが、死に直面すると、神にすがり、来世を信じるようになる」と批判されたということです。そうなのかもしれないと、先生も思っておられた。

ところがアメリカ留学中に、先生は悪性黒色腫で、あと半年という余命宣告を受けられ、その時突然、死に直面する羽目になった。岸本先生の言葉によると「生命飢餓状態」に置かれてしまった。それは怖くて怖くてたまらなかったのだけれど、それでも先生は、やはり死後の世界を信じることなく「死を見つめる心」を持っていた、というのがこの本の概要です。私の拙い要約ではもちろん不十分でありますから、どうぞ読んでください。

結局、幸いなことに先生の悪性黒色腫は特殊なタイプで、切除を繰り返すことによって10年の予後が得られたそうです。ただその間、今度こそダメか、というような再発を繰り返し、常に死の崖っぷちに立っておられた。最初の衝撃、再発の恐怖、治るのかなという希望、そしてまた再発の絶望、そうした中で、徐々にお考えをまとめていかれた過程は息をのむものがあります。

さて、末期のがん患者とどう向き合うか、という論考は、医学でも看護学でもいっぱいありますが、ほとんどの本に書かれている大原則が二つあります。一つは、患者本人にウソを言わず、正確に事実を伝えること。そしてもう一つは、どんな状況でも、患者が希望を失わないようにすること。希望を持たせること、ですね。この二つは必ず成し遂げなければならない。

できるわけないだろ、そんなの（笑）。どう考えたってね、絶望的な状況ってのはあるわけで、そこで正確に絶望を認識させて、希望を持たせろって、よくもまあそんな無責任なことが言えるよなあ、というのが私の感想です。最初から最後まで、病名も言わずに本人に隠し通して、ほとんど幻想のごとき希望をニンジンとしてぶら下げていた昔のやり方の方が、それでもまだ理にかなっているような気がしますね。だけど今さら昔には戻れないのですよ。また昔のやり方は、確かに人間の尊厳ということからするとそれを蔑ろにしているところがある。いつか、人間の幸福と尊厳は、二律背反になるという話をしましたよね。

実際問題としてね、病名告知を行う、ということはルビコン川を渡ってしまったようなもので、そこから先は、なかなか病状を隠すとか偽るとかいうのは難しいことです。だから我々はもう、「本人には知らせる、知っている」という状況を大前提として「希望」を考えないといけない。

ついでに言っておくとね、じゃあ「尊厳」の方をちょっと妥協して、「幸福」のために先祖返りすればいいではないか、と思うかもしれません。しかしよいか悪いかは別にしてこういう情報社会になってしまったら、隠し通すことはもう無理でしょうね。いずれはバレる。前回お話しした細川先生なんかは、本人が分かっていながら周囲には知らないふりをする、なんてことをしなければいけなくなって、そうなると二重に負担ですよね。

そして、途中で言うくらいなら、最初から言え、ということになる。これは実際に、ある地方の県立がんセンターでそういう集計があります。最初がんだと告げていなかった患者に、途中でやっぱりがんなのだと言ったところ、「そうか、正直に言ってくれてありがとう」という患者はほとんどいなかった。「どうして最初に言ってくれなかったのだ」という人ばかりだったそうです。それはそうだよね。「どうせ私を騙すなら、騙し続けてほしかった」って、知らない？　バーブ佐竹の、「女心の唄」ってんだけど、昭和40年だそうだ（笑）。君らはもとより、君らのお母さんも生まれていないか。

この二律背反の中で、我々はどうやって、「患者の希望」をつなぐのでしょうか。極論すると、「希望」の定義を変えて、実現不可能な「幻想」も「希望」にしてしまうか、もしくは内容を変えて、実現可能な、だけど本来的には患者にとって不満足なものに差し替えてもらうか、になってしまうのではないでしょうか。前者を「大きな希望」、後者を「小さな希望」と言えるかもしれません。

私の本でも引用しましたが、ラ・ロシュフコーという、17世紀のフランスの皮肉屋が、こういうことを書いています。ちょっと意訳しますが「希望という奴は随分と嘘つきだが、それでも、我々が楽しい道を通って人生の終着点まで行き着くのには役に立つ」だから希望というのは嘘つきなんだ。これが「大きな希望」の方ですかね。

もう一つついでに言うと、ギリシャ神話のパンドラの箱、ってのを知っていますね。開けちゃいけないという箱を開いたら、世の中のもろもろの災厄が全部飛び出してしまい、あわててふたを閉めたらその底に「希望」が残っていた、という話ですね。パンドラというのは箱を開けた女の名前で、あれはゼウスが人間を懲らしめるために女という災厄を作って地上に送った、ということになっています。だからパンドラは人類最初の女で、女というものはそもそも災いとして作られたのです（笑）。私に文句言われても困る。ギリシャ神話にはそう書いてあるのだから。

それで、箱を渡された時に、「開けてはいけない」というのに開けて、災厄を撒き散らしてしまった、というか、最初からそう仕組んであったのですね。なにせ女はバカだから（笑）、「開けてはいけない」というものは開けるに決まっていると。だけどそんなのね、誰だって開けるよな。浦島太郎だって、「夕鶴」の与ひょうだって同じことやっている。

それで、本題はここからなのですが、その「希望」というものは何なのか。一説によると、希望があるから人間は諦めきれず、あがき、苦しむのである。悟ってしまえばそういう余分な苦しみもなくなる。よって希望も災厄の一つである、ということなのです。

つまりはね、「希望」にはダークサイドもあるということです。それでもなお、これがないと、なかなか人間は生きていけない。ラテン語にこういう「名言」があるそうです。

spero dum spiro（息をしている限り、私は希望を抱く）

息をしている限り、ということは生きている限り、ということですね。もうほとんど、仏教でいう「煩悩」と同じようなことになってきます。

前置きがすごく長くなりましたけれどこれから仮レポートをみていきます。その後で次の5つのタイトルで発表をしてもらいます。

・「大きな希望」をもつことのメリットとデメリット
・「小さな希望」で済ませるメリットとデメリット
・「死にたい」という希望は、叶えられるべきか
・医療者は、どこまで家族の代わりになるべきか
・死後の世界に「希望」を求めることの是非

このグループは石上さん、下田さん、成田さん、村野さんそれに吉田さんの5人ですね。ではまず石上さんのレポートを紹介します。前と同じく、多少編集して短くしてあります。

石上

半年後の命も保障されない患者の場合、希望の幅は非常に狭くなる。東京オリンピックを見に行こう、行きたかった外国に行こうなどの、体力的また時間的に不可能な望みは叶えることは難しい。このようなことは希望として挙がってこないであろう。ある程度死を見据えた患者が持てる希望は、「明日も家族に会えますように」「明日は痛みが少ない安らかな日でありますように」といった目の前にある現状に対しての希望ではないだろうか。治療の限界と余命を受け入れた患者であっても、まだ諦めてはいないだろう。心のどこかで、明日になったら特効薬が出て、完治するかもしれないと思っている人もいるだろう。

まだ時間、体力とともに余裕がある患者では、友人に会うこと、故郷を訪ねること、また子どもの結婚式に出席することなどが希望として挙げられる。余裕がない患者に対しては、精神面でのサポートがさらに重要になってくるだろう。患部をさすり、話を聞き、患者に寄り添うことが必要で

ある。そのような行動が、患者の心を支え、前向きな方向、つまり希望を持つことができるようになる状態へとつながるだろう。

ある程度希望を持てている患者に対しては、その希望の実現が無理だと思わないように支えることが必要である。途中の病状変化で、実現することに不安を感じたとしても、その不安を共有し、共に計画を立て、実現へとつなげることが必要である。

ここでまず大事なのは、精神的および身体的ケアですね。あちこちに痛いや苦しいが残っていたり、精神的にどん底にあったりすれば、ああいうことをしたいとかなんとかいうレベルにもいかないわけです。「希望」の出ようもない。

さてそこで、その「希望」ですけど、このレポートにもあるように、「大きな希望」と「小さな希望」がありますね。問題は前者でありまして、冒頭部では、たとえば東京オリンピックに行きたいというような「大きな希望」は出ないだろうと書いてありながら、ちょっと先では「明日になったら特効薬で完治するかもしれない」としている。これは明らかな矛盾ですけれど、別に石上さんが矛盾しているわけではなくて（笑）、患者は、というより、人間はこういうものなんですよね。

だから小さなこと、具体的なことに計画を立て、それにも紆余曲折はあろうけれど実現しようとしながら、「大きな希望」は、そうなればいいなあくらいに思っておく。まあそのくらいしかないんだよね。いきなり結論になっちゃったけど（笑）、他の人も他の観点から書いてくれています。次は下田さんのレポートです。

下田

私は、末期患者に対してどう接していくか。私は何を話したらいいのか悩んでしまうと思う。それは前回のゼミで実感した。先生を末期がん患者に見立て、体調はいかがですか？と聞いたきり何も話す言葉が出てこなくなってしまった。

末期患者に希望はないのか、私はそれは違うと思う。私が末期患者ならば、家族と少しでも長く一緒に過ごしたいと考える。それは今までの生活を恋しく感じるからだ。何か特別なことを望む必要はない、これから先何をしようあれがしたいと次々思いつく方が難しいのではないかと考える。家族や友人などには今までと変わりなく接してもらいたい。そして家族に看取られて静かに最期を迎えたい。末期と診断された本人の悲しみもあるが残される家族の思いも計りしれない。末期の病気であると仮定して考えることは非常に難しいことだ。そして、しばらく経った時に残りの生活でやりたいことを見つける。私は、人生生計を立てることが希望をつなぐ方法だと考える。

私は提出の際には「何らかの結論を出すこと」という注文をしましたが、なかなか一般論での結論は難しい。自分のこととして考えると、少なくとも実感としては理解できます。下田さんにはこの間、私をがん患者として、というインタビューをしてもらったというか、正確にはしようとしてもらったのですが、すぐに絶句してしまいましたよね。まああれはこちらが罠に嵌めたみたいなところがあって（笑）申し訳ないのですが、普通の話でもああなってしまうのですから、なかなか「希望を聞き出す」ということは至難の業です。

それで、自分のこととして考えると、周囲には同じように接してもらいたいということが挙げられています。これは先に紹介した、細川宏先生と同じことですよね。細川先生は、そのために、あえて病気のことを周囲にあまり知らせない、というよりも、ご自分も「知らないふり」をされていた。どうしても、あの人はがんだ、ってことになると、周りの人も気を遣いますけど、それがかえって本人の負担になったりします。そうすると少なくとも、患者さんの周囲の人たちに対して我々はどうアドバイスをしたらいいか、ということは分かってきますよね。

あともう一つ、それとは別に「自分のやりたいことを見つける」ということ。これってね、結構難しいんですよ。たとえば今、みなさんに、「あなたのやりたいことは何か？」って聞かれたら、どう答えます？　聞く方は簡単だけど、改まって考えると、なかなか答えられないのが普通じゃないかと思います。

私の娘は高校生で、さて進路を決めようという時に、まず医者には絶対ならない、というのは決まった（笑）。それはいいのだけど、娘は英語が得意科目で、かつ好きで、それを勉強したいという。だけど、本質的には語学なんて手段でね、英語を使って何かする、というものでしょう？　ところがその「何か」というのが見つからない。自分は本当のところ何をしたいのか、というのを突き詰めると、自分でも分からなくて、ついには泣き出しちゃうんだよ（苦笑）。

これって、たぶん娘だけの話ではないよね。多くの若い人は、「お前は将来何がやりたいんだ」とか問い詰められると、答えられなくて、ひどいのは俺は自分の希望も分からないのか、って悩んじゃって、自分探しの旅に出るのだよ（笑）。

時間も体力も十分にあるはずの若者でさえそうなのだから、両方とも極限まで枯渇しているがんの末期患者に、「あんたは何がしたいんだ」って聞くことにはそれなりの配慮と技術が必要です。下手をすると責め立てて追い込んでしまうことになりかねないのでね。上手に「引き出す」ようにしないといけません。

次の成田さんのレポートは、なかなかに衝撃的です(笑)。

成田

私自身が末期であることを知ったら、意外にすっきりとしていると思う。なぜなら、死というものがどのようなものであるか、わからないからである。将来が短いからと、周りから普段以上に優しくされるのは重い、と感じると共に申し訳なくなってくる。しかし反対に、あと少しの人生であると思うと家族や友人に頼みごとをし、生活をより充実させようとするだろう。これらの二つの考えから、どちらにしても近くに家族や信頼できる人と共に過ごすことが一番私の望む末期の生活である、とわかる。私は病気の時、他人の存在はとても大きなものであると思う。希望とはできるだけ多くの人と過ごし、人の温かさに触れたいということである、と考える。

次に、私が看護師であればどうするだろうか。同情はするものの、その患者の残りの人生を支えていこうと思うのは普通であると思う。私は患者の考える死については患者の言葉が出ることを待たなければケアの意味がないと思う。看護師というのは死を見てきていて事例は知っているが、教えたところで何も起きない。私は患者にも死についてのそれなりの考えや意味を持ってもらわなければならないと考える。そして、最期まで希望をつなぎきれない人へは、患者の家族や友人に触れて人の温かさを伝えることが大切であると思う。一人にさせることは避けたい。

まず、自分が患者だったら「死が何者か、分からないから達観できる」というのは、凄いけど、本当かよ(苦笑)。なんか、岸本先生も細川先生もぶっ飛んでしまいそうだな。だけどその割に、周囲にはいつも通りに接してほしい、そして親しい人たちとのつながりや関わりが希望である、という結論は常識的で、ちょっとホッとしました（笑）。

だけど、後半の、患者にも死について考えさせる、というのはもっと凄いね。もともとその素地がない人が、末期患者になっていきなり「死ぬことについて考えろ」とか言われても、実際問題としてこれは難しいだろうと思います。しかし、「死ぬこと」について考えることをずっと忌避していても、いつかは現実につきつけられるのでね、その用意をしておく、というのは大事なことです。これは「死の準備教育（デス・エデュケーション）」と呼ばれ、極めて残念ながら成田さんのオリジナルではありません（笑）。だけど成田さんは知らなかったはずだから、知らずにここに出してきたということはつまり、オリジナルを作ったのと同じくらい意義があります。

日本では、上智大学のアルフォンス・デーケン教授という、ドイツ生まれのカトリックの司祭が、1980年代からこれを提唱しています。デーケン先生は、「死を見つめることは、生を最後までどう大切に生き抜くか、自分の生き方を問い直すことだ」と主張されていて、まことにその通りなのですけれど、日本ではやはり「縁起でもない」というような考え方が主流で、だいぶ苦労されたようですね。

あと、平時にそういうことを考えていても、実際に死が間際まで来るとそんなことは机上の空論で役に立たないのではないか、という反論もあります。しかしこれは岸本英夫先生のお書きになったものにもある通り、必ずしも「平時の考え」がひっくり返るわけではないようですね。もちろん、そういう時には多少の心境の変化はあるでしょうが、岸本先生でも、悪性黒色腫になる前にいろいろ考えておられたことが、生命飢餓状態でも役立っているのですから、やはり「準備」というのは重要だと思います。

それはそうなのだけれど、もとに戻って、今この末期患者に、そういう冷厳な事実を考えさせることが、どのくらい適切か。カナダのダニエル・レイソン先生という方が書かれたものを私は自分の本で紹介したことがあります。

ある進行がんの患者が、ニコニコしながら化学療法を受けていた。レジデントは、「患者は否認（自分は死ぬはずはない、と思いこみ、現実から目を背けている）の状態にあります」と評価した。一方、レイソン先生には、ご主人共々、ずっと「死ぬこと」の話題を避けていた別の患者がいた。いよいよの時になってそのご主人は先生に、「もうおしまいだろ？　家内も俺も分かっている。だからこのまま面倒を見てくれ、よそに転院なんかさせないでくれ」と懇願した、というのです。つまりは、患者も家族も、「分かっていた」のですね。分かっていて、あえて目を逸らす。

進行がんの患者に限らず、我々だって、いつか必ず死ぬのです。しかしみなさんも、私も、それに目を背け、そのことを忘れて日々の生活を送っています。というより、そんな、暗闇の深淵を覗き込みながらの日常生活なんて、できないのです。

だから死が迫った患者が、そのことを忘れて仕事に、生活に没頭するのは当然で、それは「潰れてしまわない」ための、生物の本能的な適応行動なのです。常に死を忘れずに、かつ精神を強くもって恐怖に打ち勝て、なんて、我々は患者に要求できるはずがない。「真実に向き合え」、なんて、お前は何様だ、となるでしょう。

レイソン先生は、「我々はみんな、いつか死ぬことは分かっている。その上で、生き続けていかなければならないのだ」と結論づけておられます。

ここで成田さんが「死の準備教育」の重要性を出したことは、最大限の讃辞に値します。しかし、というより、だからこそそれゆえに、それを実際に応用するにあたっては、慎重さが必要になるのです。成田さんは自分が褒められた感じがしない？　そんなつもりはないんだけどね。

時間になってしまいましたので、村野さんのと吉田さんのは、次回に回しますね。

*

それでは前回の続きです。次は村野さんのレポートにいきましょう。

村野

希望は患者によってさまざまだ（病気を完治したい、親しかった、あるいは長年会えていない友人に会って話がしたい、どこか行きたいところがある、家に帰りたい、痛みをなくしたい、食事ができるようになりたいなど）。これらの中には実現不可能なものも含まれているだろう。しかし、この希望を抱くことで患者は闘病生活に耐えることができているのかもしれない。先の見えてしまっている人間は、残された時間を後悔しないように、自分の理想を持って生きている。ならばこちらも彼らの希望をできるだけ実現させることを最優先に考えるべきだ。

ではどのように希望をつなぐのか。患者の抱く希望がすべて実現するわけではない。まずは本当にその希望が実現できるのか現実的に考える必要がある。そしてそれが可能であれば形にしていく。叶わないのであればその旨を患者に絶望させないように伝え、別の手段を探すことで患者の希望を潰さないようケアを施す。この役目を担うのが医療者なのではないかと考える。自分では実現できない患者の希望に寄り添い、生きることに前向きになるよう呼びかけるのだ。

ここでもまた、「大きな希望」と「小さな希望」、つまり実現不可能なものと可能なもの、が分けられていますよね。それで話がややこしいのは、実現不可能なものこそが、本来の患者にとっての「希望」なのですね。だから我々は、ある意味で、希望を「値切る」ようなことをしなければならない、というのが辛いところです。

村野さんのレポートには「叶わぬ希望」を絶望させないように患者に伝える、と書いてありますが、そんなことができるのかいな、という話になりますね。「あなたが望んでいた、これこれのことは、やっぱり不可能である」とか言われて、ガッカリしない人はいないでしょうから。具体的にどうすればいいかというと、村野さんがすぐその次に書いている、「別の手段を探す」というのがヒントになるようです。

この間ね、本当に末期の患者さんで、ちょっと家が遠方で、外泊もできない、という方がおられたのですよ。それで、看護婦さんが聞き出してくれて、家には愛犬がいて、それに会いたいと言ってるらしい。家族は少々遠くても面会に来られますけど、犬は病院の中に入れるわけにいかない。それどころか、本当は看護大学も含め、この敷地の中ぜんぶダメだそうですね。キャンパスの入り口のところに、「衛生面の理由から犬の散歩禁止」という、おそらく近くのマンションに住んでいる人向けの貼り紙がしてありますよね。

だけどこれならなんとかなるかなと、ギリギリのところでご本人にこう言った。「現状では退院は難しい。それで、犬に会いたいとおっしゃっているそうだから、そうなると、犬の方を連れてきてもらうしかない。息子さんに車で運んでもらって、建物を出たところで会っていただきましょう」。

もちろん、事前に家族と打ち合わせがしてあったので、「犬に会いたいとおっしゃってるそうだが」云々なんてのは、誤魔化しているだけです。それで、外出の手続きをして、私とナース一人がついて、酸素付きで車椅子で病院の通用門を出て、看護大学の門の近くのところに息子さんの車を止めて、そこで犬を患者さんにじゃれつかせた。さっき言ったように、本当は敷地内は犬を出しちゃダメなんでしょうけど、そもそも「犬の散歩禁止」って貼り紙がしてあるということは、それをやってる奴がいるということだよね？（笑）だったらかまわない、やってしまえ、とがめられたら私が、「そうでしたっけ？」としらばっくれればいいやと思ってね。まさかにクビになったりはしないだろうし。

まあ非常に喜んでくださいましてね、そのまま個室に入ってもらって、3日後に亡くなりましたが、家族からも非常に感謝されました。これは「家には帰れない」という、「叶わぬ希望」とセットで、「犬に会ってもらう算段をする」という「叶う希望」とを持ち出してうまくいったと思っています。

もっとも、この患者さんは、私ががんセンターの頃から、都合7年以上診ていた方で、個室に収容される前から「あと3～4日ですか」と、自分の見込みをおっしゃっていた。そして、犬に会ってもらった翌日、つまり亡くなる前々日に、私に「先生、長いことありがとうございました」って言われましたので、すべてお分かりだったのでしょうね。私らのセコい計画なんて、お見通しのうえ、「乗って」くださったのかもしれません。

あと、村野さんのレポートでの最後の部分、「前向きになるよう呼びかける」というところですが、これはね、言うのは簡単ですけど、実践は難しい。下手したら完全な逆効果になります。最初の方で、「頑張れ」って連発する奴はバカだ、って話をしましたよね。患者からすると、「元気なあんたには分からんよ」ということになりかねません。

一定のレベルまでは、本人がその気になってくれないと、なかなか進まないのですね。励ましたりすると地雷を踏む、というのも紹介したと思います。たとえば、ドツボに落ち込んでいる時に、陽気な音楽を聴くのは最悪らしいね。落ち込んでいる時は、クラ～い音楽を聴いていた方がいいそうです。フォーレのレクイエムとか、アルビノーニのアダージョとか。それでちょっと気分が落ち着いた時に、少し明るい曲にする。当たり前ですけど、何事もタイミングというものがあるのです。
そして最後に吉田さんのレポートなのですが、これがちょっとハンパじゃなくすごい。他の人には申し訳ないけど、字数制限も守っているので、全文紹介させてもらいます。

吉田

希望とは「ある事を成就させようとねがい希望すること。また、その事柄。」と広辞苑にある。患者の希望はニードとも深く関係している。大町（2007）は、患者は①身体的必要、②精神的必要、③社会的必要、④宗教的必要と4つの必要を持っていると述べている。この「必要」を元に患者の希望について考えていく。

まず、身体的必要について考える。患者は、適切な治療やケアを受けることで、命だけでなく人としての尊厳を保ち、希望をつなぐことができる。第二に、精神的必要とは生命が存在しなくなるという将来に対する不安を軽減することである。そこには、家族や医療関係者の患者との関わり方が大切となる。周りの人は患者の話をそばで傾聴し、暖かい交わりを保ち、精神的に支えることが必要である。次に、社会的必要についてみていく。社会的必要とは、人間関係のなかで生まれるニードである。人間は死を意識したとき、本当に大切な人と本当に必要なことだけを語りたいと思う。希望とは、家族や周りの人々とのつながり、日々の生活のささやかな出来事、そして今を生きていることだと考える。最後に宗教的必要について考えていく。これは死をどのように受け止めるべきか一緒に考えてくれる人を求めている。これには、死への準備教育が重要な役割を果たす。人は絶対的に死ぬ存在である。死を身近な問題として考え、心構えをすることで、死への極端な不安から離れることができる。また、信仰も重要な役割を果たしている。ここで、例として三大宗教が死についてどのような考え方を持っているのかみていく。仏教は輪廻転生の考え方で、死は様相が変わる一つの通過点のように考えられている。キリスト教では死をすばらしいところに入る段階であると考えられている。イスラム教は死をしばしの眠りと捉えている。このように死を終わりではなく始まりとしてみなすことで、希望と共に死を受容することができると考える。

参考文献
大町公（2007）、命の終わり、法律文化社

一つ確認だけれど、吉田さんはこの文献をそのまま引いたわけではないの？　文献は参考にして、レポートは自分でまとめた？　ヘェー。いや、感心ばかりしててもいけないので、コメントと解説をします。

まあ参考文献があるから、ということもありますけど、身体症状のコントロールの重要性とか、周囲の人たちとの関係とかについてはきちんと押さえてありますね。前にも言ったけど、今現在、痛みや苦しみがあれば、希望もなにもないわけで。あと、死の準備教育についても、この言葉を出して論じています。だけどここまでなら、私もあまり驚かなくて、「死の準備教育」の内容を自分から出した成田さんのレポートの方がインパクトは上かもしれない。

このレポートで最も重要なのは、なんたって、死後の世界への言及です。それが死の受容と患者の希望につながる、となっていますね。それで吉田さんにあらためて聞きたいのだけれど、君は、本当に、死後の世界って、あると思う？

吉田――私は中高の6年間、カトリックの学校にいて、そういうことを教わってきましたので。

いや、それはそうかもしれないけどさ、しつこいけど本当に、天国とか地獄とか、まあ地獄は別として、そういうのが存在すると信じていますか？

吉田――それは、本当のところは分からないのですけれど、もしそういうところがないのだったら、いざ死ぬという時に、とても怖いだろうな、と思います。

う〜ん。あなた自覚してないと思うけど、それってパスカルと同じ論理だね。ブレーズ・パスカルって知ってます？　17世紀フランスの科学者で、物理学のパスカルの原理ってのが一番有名かな。「閉ざされた容器の中の気体や液体に加えられた単位面積あたりの圧力は、同じ大きさで他のすべての部分に伝えられる」という奴ですね。そのほか、数学でもパスカルの定理ってのがあって、またパスカルは哲学者でもあります。まあこの時代の科学者は、大体において哲学者でもあるのですけど。パスカルの言葉で最も有名なのは、「人間は考える葦である」でしょうが、それはこの際措いておくとして、神の存在についての思考実験もよく知られています。「パスカルの賭け」と呼ばれています。「賭け」というのは、要するにギャンブルで、確率論からして、神様がいるのといないのとどっちが得か、という話。

神はいるのかいないのか、というのは、たとえば敬虔なクリスチャンなんかにとっては、疑問に思うだけでも罰当たりになるんじゃないか、という気がしますが、そうでもないのですね。神は、理性的に、つまり理詰めで考えていっても、存在することが実証できると主張した人はいっぱいいます。なんだかわけのわからん理屈もあって、よくよく考えてみると矛盾する、というのも多いようです。だけどそういう屁理屈を考える人も、それを検討して矛盾を指摘する人も、神様を信じていることについては同じなんだよね。だから結論は決まっていて、悪く言うと「出来レース」みたいなものです。

我々からするとなんでわざわざそんなことしなきゃいけないのか、よく分からん。フツーに信じていればいいじゃん、とも思ってしまうのだけれど。

それで、パスカルは、神様がいるのかいないのか、ということについて、こう考えたそうです。神がいるかいないか、可能性は何%だか分からないけど、とにかく0から1までの有限な値である。これをちょっと補足すると、ゼロということも1（100%）ということもないだろう、ということですね。もしそうだったら「決まっている」ことになるから、そもそも議論の必要がないし、「存在証明」も意味がない。

それで、神は存在しないとする。それでも、世の中にはそれなりの「幸福」があるのだが、その量は有限である。だって、「死んでしまえばそれまでよ」だから。一方、神は存在するとなると、死後の天国とか何とかもれなくおまけについてくるのだから、「幸福」量は無限である。

そうすると、あんたはどっちに「賭ける」のか、ということですね。神が存在しない方に賭けると、幸福量の期待値（中学か高校の数学で「期待値」ってのは教わったはず）は、いずれにしても有限の可能性×有限の幸福量だから有限である。一方、存在「する」方に賭けると、有限の可能性×無限の幸福量だから、無限である。つまり、後者の方がお得なんです。だから私（パスカル）ももちろん、存在「する」方に賭ける。

途中から誤魔化されたように思っちゃうけど（笑）、最初から誤魔化してるとも言えるよね。これはパスカルによる「神の存在証明」とか言われていますが、別に「証明」しているわけではありませんね。確率が有限、ということはつまり「どっちか分からない」という前提に立っていますから。ただし、「分からない」のだったら、神様はいると思っていた方が得だ、だから信じましょう、というわけです。

お分かりと思うけど、吉田さんの論理は、表裏逆で、天国なり何なりが「ないと凄く怖い」ということになっていますが、このパスカルと考え方と同じです。そう言われると自分でも驚くでしょう（笑）。

ところで、「神の存在証明」については、結局イマヌエル・カントという哲学者が全部を否定して、理論的には証明することは無理だと結論しています。だけどカントは、道徳が道徳であるためには、神様はいないといけないから、「いてちょうだい」と「要請」した、ということです。まあこれ以上ぐちゃぐちゃ言うのは神学講義になっちゃって、私だってそんなに詳しくないからやめておきます。

やめておくとは言いながら、また悪乗りして余計なことを付け足しますが、パスカルや吉田さんのように、もしくはカントのように、「神様は、いるかいないかは別として、いた方が得である、いてほしい」という論法は、この他にもいくつかあります。

なんたって神様は善なるものの大親分というか総元締めみたいなものだから、これがないと、善悪の基準がはっきりしない。そうすると社会の乱れの元凶になる。十八世紀のフランスの哲学者ヴォルテールは「もし神がいないとすれば、我々はまずこれを発明する必要がある」という、なんとも罰当たりな名言を残しています。『仁義なき戦い』の、「おやっさん、あんたは初めからわしらが担いどる御輿じゃないの。御輿が勝手に歩けるゆうんなら、歩いてみいや」というセリフを彷彿とさせますね。なんのことか分からない？　失礼しました。

また、曽野綾子さんというクリスチャンの作家は、「神の存在なくして、初等教育で善悪を教えることはできないと思う」と指摘しておられます。これは本当に、その通りかもしれません。

もう一つ、親鸞という坊さんがいますね。浄土真宗の元祖で、とにかく南無阿弥陀仏と念仏を唱えていれば極楽往生できる、と広めた人。この人は、その師匠で浄土宗の祖である法然の教えを受け継いだわけですが、ある人から、本当にこんなので極楽往生できるのか、と聞かれて、「たとえ法然聖人に騙されていて、念仏で地獄に堕ちたとしても後悔はしない。自分のように、これ以外にどんな修行も徳行もできない人間にとっては、どのみち地獄行きと決まっているからである（とても地獄は一定すみかぞかし）」と答えています。つまり、ダメで（地獄行きで）もともと、これ以外に道はない、ということです。これも論理としては「そっちに賭けた方がトク」ということですね。

あ、もう一つついでにね、神の存在証明で私が最も説得力がある、と思うものを紹介しておきます。高校の生物でも習ったと思うけど、細胞の増殖メカニズムなんて、こんな複雑なのがどうやってできたか、と思うようなものばっかりですよね。とても原始地球の、酸素とか水素とか炭素とか窒素とか、そういう元素はあったかもしれないけど、バラバラで存在していたものが、偶然にまとまってできたなんて思えない。何らかの「意志」が介在したとしか考えられないではないか、というものです。だから「造物主」と言うべきものが、いたに違いない。

まあ、ある程度までできてしまえば自己増殖的にそこから先は行くかもしれないけど、そもそもDNAなんて複雑な化合物がどうやって「自然発生」してきたのか。ある人が計算して、DNA分子が64種類のトリヌクレオチドが400個集まってできたものだと考えると、その構成パターンは3×10の724乗だというのですね。一方、この宇宙に存在する生命のDNAの種類は多く見積もっても2・5×10の63乗で、3×10の724乗に比べるとゼロに等しい。つまり、「神」または造物主とも言うべき何らかの意志が選択しない限り「偶然」にはありえない、という論理です。

実際に、分子生物学ができた頃、あまりに複雑なそのメカニズムを目の当たりにして、多くの科学者が「やっぱり神は存在する」と信じたのだそうです。また、向こうの科学者は、「神がいる以上は、その作り給うたルールがあるはずだ」と思って研究するから、少々のことではへこたれずに続けて、成果を出してしまうんだそうです。要するに「答があると分かっている」と思うから頑張っちゃうんですね。

無駄話が長くなったけど、それで吉田さんね、岸本先生の本を、できれば全部読んで、死後の世界は「ある」でも「ない」でもどっちでもいいけど、もう一度このことについて考えてみてください。なにせあなたはパスカルなんだから、そのくらいやってよ。

ちょっとこれに関連して、医療者が神様を持ち出していいのか、という話をします。あるキリスト教系のホスピスで、そこのナースが入院患者に、キリスト教の洗礼を勧めた、ということがあったと報道されました。病院側は、これを必死で否定した。まあそれはそうですよね、病院側にしてみれば、患者の弱みにつけ込んで、自分たちの信者を増やす行為ととられてしまいますから。まず日本では絶対にやってはいけないこととされています。たぶん多くの宗教系ホスピスでは、「その宗教に勧誘することは絶対にありません」と謳っているはずです。

そういう事実があったかどうかということ自体、あまりはっきりとはしませんが、その一方で、もし本当だったとして、それがどのくらい悪いことなのか、という擁護論もありました。つまりね、医療者が、医療でできることはすべてやって、尽きてしまった。その状態で悩み、苦しむ患者に対して、自分が、医療者として、ではなく、人間として、できることをオファーして、何が悪いのか、ということです。

たとえばその患者さんが、「自発的に」、キリスト教の神様っていいものかい?とか、私もキリスト教徒になったら天国に行けるかしら、って相談したのだったら、問題はないですよね。それならいいのだけれど、こちらから促すのはダメなのか。考えてみると、なかなか難しい問題です。

何にせよ、そのナースは「善意」でやったことには間違いない。だけどこのまた「善意」というのが曲者で、大体の宗教の勧誘は、「あなたを救ってあげたい」という「善意」からですよね。勧誘する方が信じてるんだから。よく銀座にも渋谷にもうじゃうじゃいるけど、そういうのが一番しつこくて、鬱陶しいよね（笑）。

実際問題として、死ぬ間際になって洗礼を受けて、キリスト教に改宗する人は、それなりにいます。結構偉い人でもやってるんだよね。こういうのを、さっき言った曽野綾子さんによると、「天国泥棒」って呼ぶのだそうです。最後の最後になって、天国行きの切符を手に入れやがって、ということですね。ただし意味合いとしては、「ずるい、いまいましい」というような感じではなくて、「やっとあんたも我々の仲間になったのか、遅かったな」というような、親しみを込めた言い方だそうです。

果たして医療者がその「天国泥棒」の手引きをしていいのか、というのは、倫理的には解決できないかもしれません。そうすると、野暮なようだけど、娑婆のルールでね、たとえばホスピスの入所案内に「宗教の勧誘はしません」と書いてあるのならやっぱりいけない、というようなことで線を引くしかないのかな、と私は思います。

今回の5人のレポートを読むと、「大きい希望」と「小さい希望」に分けるところまではほとんどみなさんは押さえていますが、とくに「大きい希望」、いわばimpossible dreamをどう扱うか、というのを具体的に提示できた人はいないようです。というより、世の中にそんなことができる人間はいないだろうと思うのだけれどね（苦笑）。私自身、最初に言ったように、「できるわけないだろ」と思っているし。

このネタに限らず、私はみなさんに、過大な要求をしています。「できるわけない」ことに対して一定の結論を出せ、と言っているのですからね。君らがあまりに真面目で熱心だから、ついつい私がつけあがっているのだよ（苦笑）。だけど、換言すると、誰もができていないことをここでやろうとしているのだから、このゼミは、というより、みなさんは、世界の最先端の、フロントランナーなのです。ちょっとおだてすぎかな？（笑）

*

それでは「末期患者の希望」というテーマに関して、5つのタイトルで発表してもらいましょう。前のグループと違って、この発表までに時間的余裕があったからか、パワーポイントを使ったプレゼンが目立ちます。ただし、どういうやり方をするか、は本質的なことではありません。

まずは「大きな希望」をもつことのメリットとデメリット、というもので、下田さんどうぞ。

下田――（パワーポイントを使って）私は、「大きな希望」を、患者が死を受け入れた場合と受け容れられない場合に分けてみました。受け容れられない場合の希望は、「治りたい、死にたくない、生きたい」というもので、漠然とした考えですが、こういう感情は患者にしか分からないと思います。そして患者の多くはこのような希望を持つと思います。死を受け容れた患者での「大きな希望」は、より具体的で、痛みの軽減や、自宅で最期を迎えたい、などが考えられます。これらは「小さな希望」へとつながるのではないでしょうか。

「大きな希望」を持つことにより、治療へ期待をもち、入院生活も前向きに考えることができると思います。また、それにより、辛い治療にも耐えられ、医療者との協力もしやすいと考えます。そういうメリットの一方、避けられない死という現実に直面した時に、その恐怖におびえ、自殺を考えてしまうこともあるのではないでしょうか。

まとめると、末期患者は、強く「生きたい、死にたくない」という希望をもちます。それは、死に直面した人にしか分からないことで、医療者が患者の気持ちになって考え、そういう希望にどれだけ寄り添えるか、が重要と思います。


結構です（拍手）。私の趣旨としては、下田さんの発表のうちで、「死を受け容れられない患者」の方の希望、つまり、治りたい、死にたくない、というのをどうするか、ということでしたので、そちらについて主に取り上げます。「自宅で死にたい」というような、実現可能なところは、ここでは「小さい希望」の方に入れておきます。

メリットで最も重要なのは、それによって入院生活に耐えられる、前向きに考えられるということですね。そうして、医療者との関係も良好になる。これは本当にその通りで、２０１２年にボストンのダナ・ファーバーがん研究所などから、世界にインパクトを与える報告がありました〔Weeks JC, et al. N Engl J Med 2012;367:1616-1625. PMID:23094723〕。

患者さんが治療を受ける際に、受けるか受けないかは自分の意志で最終決定する、つまり「自己決定する」というのが建前というか本筋ですよね？　その際に、病識が間違っていて、つまり本来なら治らないのに、「治る」と思って治療を受けていると、正しい判断ができないはずです。そこでこの研究では、治ることのないステージ４の大腸がんや肺がんで化学療法を受けている患者に対してアンケートを行いました。そうしたら、実に７割から８割の患者が「治る可能性がある」と思っている、と回答したそうです。

まあこれだけだったら、「患者は自分の病状を、楽観的に誤解しやすい」という、よくある結論になるのですが、まだ続きがあります。その一方、「治る可能性がある」と「誤解」しながら治療を受けている患者は、「治ることはない」と「正しく」認識している患者に比べ、医者との関係が良好だった、ということです。

この論文の結論は2つあって、①進行がんの患者は化学療法の目的を誤解している可能性が高く、そのことにより正しい治療選択ができていないことにつながる。これは常識的な解釈です。そして②医者は患者の病識を向上させることができるかもしれないが、そのことによって患者との関係を損ねる可能性がある。なんだそれは？　でしょう？

もちろん、患者さんは分かってはいるけどあえて、「治るかもしれない」という「希望」を口にしたという可能性もあります。そうすると、本来の「自己決定」を徹底しようとするのなら、患者の淡い「希望」を完全に打ち砕き、「治らないのだぞ」と入念にトドメを刺した上で、患者の「意思」を「尊重」せねばならない、ということになります。そりゃあ、関係も険悪になるよね。

だから「大きい希望」を抱く人に、不用意にその非現実性を強調すると、医療者との関係はまずくなります。まあ考えてみれば当然だよね。ここで大事なのは、「患者と協力体制が築ける」というのは、もちろん医療者にとってもメリットですが、患者自身にとっても非常に重要だということです。周囲の医療者と相互不信に陥ってしまって、うまくいくはずないし、第一そんなの、患者が精神的に持たないよね。

以前紹介したダニエル・レイソン先生が指摘するように、「大きな希望」の裏にある病状の「否認」は、診療の支障にならない限りは尊重すべきだと、私の昔の同僚で、今は名古屋市立大学の精神科教授である明智龍男先生も主張しています。

だけど、下田さんが言うように、最後の最後までそういう「非現実的」な希望的観測に支配されていると、いざ現実が目の前になった時に精神状態が混乱してしまうことも、当然考えられます。レイソン先生の患者さんみたいに、「実は分かっていた」というのならいいんだけどね。ある程度、そういうのを「探る」必要が出てくることもあるでしょうね。そのためにはやはり、患者さんと「仲良く」ならないといけない。実際に、病識をしつこく確認しようとして、患者さんを怒らせたとか泣かせたなんて失敗談は、その辺にゴロゴロあります。だから下田さんの、「大きな希望に、どれだけ寄り添えるか」という指摘は、実に重要ですね。

ついでだから、ちらっと出た、患者の「自殺」についてちょっと付け加えておきます。１９８０年代くらいにがんセンターなどで、がんの告知を始めた時、やはり何人か、自殺患者が出たということです。ただ、それは、がんの進行具合とは無関係で、つまり、末期の人もいたけど、早期がんで「こんなの楽勝で治る」という人も、同じくらい自殺してしまったらしい。だから患者は病状に絶望したのではなくて、「がん」という言葉に絶望したのです。今はがんでも、極めてまずいのから全然ＯＫなものまで幅がある、ということはかなり知られていると思いますけど、時々まだそういう人がいるからね、気をつけなければいけない。

我々は、初診で患者が来た時、まず「これはがんかな？」と疑いますよね。それで調べて、「がんだったけど、早期で、簡単に治る」ということまで分かった段階で、普通本人に告げるのです。そうすると、この時点では、こっちは嬉しいわけよ。「予後の悪いがんかもしれない」と思っていたのが、治ると分かったのだから。むしろ「最悪の結果」でなかったことで、ホッとしている。

だけど、言われる方は、そもそも全然がんを疑ってなかった、ということもあります。そうすると、初めて「がんだ」と聞かされて、寝耳に水でビックリして、もうダメかと思うこともあるのですね。だから、言われる側の立場を一応考えておかないといけません。「早期だなんて、先生、隠してるでしょう？　実はもう末期なんでしょう？」ってよく言われます。「それを隠すくらいだったら、最初からがんだなんて言わないよ」って答えるんだけど（笑）。

その次が、「小さな希望」で済ませるメリットとデメリット、ですね。石上さん、お願いします。

石上――（ワードでの配付資料をもとに）私は、小さな希望で済ませることのメリットとデメリットを、患者本人の立場と医療者側からの立場に分けて考えてみました。

「小さな希望」とは、患者の病状が劇的に改善するとか治るとかいう可能性がないのを前提に、「明日が安らかな日でありますように」とか、「大好物の○○を食べたい」とか、家族に（もしくは友人に）会いたい、というような、実現可能な希望を指します。

患者本人へのメリットとしては、絶望感を味わうことが減る、メンタルな安定を保ちやすくする、病気に対して前向きになることができる、などがあります。デメリットとしては、現実と向き合うことになりますので消極的になる、緩和という状況に不満を持つようになる、などが考えられます。

また、医療者へのメリットとしては、サポートがしやすい、また実現可能な目標に向かっての努力をすればいいのですから、無力さにかられない、ということがあります。医療者にとってのデメリットは、あまり思いつかなかったのですがいいですか？

それで十分です（拍手）。これはまあ、きれいにまとまっていますよね。ただ、病気に対して前向きになる、というのは、さっきの下田さんの、「大きな希望」の方にもあったよね。ということは、実現可能性がどうであろうと、やはりなんらかの「希望」をもっていればこそ、患者は前向きになれる、ということなのでしょう。だから「できるわけないだろ」と言われながら、「言われながら」というより私が勝手に言ってるのだけど（笑）、教科書では「希望をもたせろ」ということが強調されるのでしょうね。

患者のメリットとしては、この場合は希望は「叶う」のだから、一つ一つについて喜びが得られ、精神の安定を保てる。デメリットとしては、最初は、なにせ病気は治らない、良くならないことを受け容れなければならないのだから、消極的になる。だけどそのうち、「希望」が次々に叶ってくると、欲が出てきて、もうちょっと治療でマシなものはないのか、という不満が出てくるということですね。これは、考えてみれば身勝手で贅沢な話ですが、人間はだいたい「優しくしていればつけあがる」ものだから（苦笑）、それは仕方がないです。むしろ、「そういう欲が出てきたのは、良くなった証拠」とかなんとかおだてる方が得策でしょうね。

さてもう一つ気をつけることは、石上さんは、医療者にとってはこの、「小さい希望で済ませること」のデメリットを、思いつかない、ということですね。確かに、我々にとっては、現実離れした過大な「希望」をもってもらうと、困るのです。こっちが「できること」ならなんでもやるけど、という気分になります。

だけどそうすると、我々は、どうしてもそっちへ、つまり我々にとって都合の良い方へ、患者を引っ張ってしまいがちになる、ということになりますよね？　これはたぶん、私も含めて、無意識にやってしまっているのではないかと思います。となると、患者の気持ちになって考える、希望に寄り添う、という、下田さんの主張から外れることになります。その希望を叶えることが可能か不可能か、というのとは別次元で、「希望をもつこと」自体をやめさせようとしてしまうのです。少なくとも自分たちはそういう傾向にあるのだ、ということは自覚というか自戒しておいた方がよいでしょう。

それで、石上さんも指摘のように、我々にとっては「小さい希望」の方が扱いやすいのですよ。だけど患者さんや家族は、どうしても「無理だよ、そんなこと」というのを「希望」しがちです。私が研修医一年目で、最初に大学病院の病棟でまごまごし始めた時にね、同級生の奴が、いきなり家族とトラブルになりました。あ、さっそくこいつヘマしたな、と思ったのだけれど、どうもそうでなくて、家族がとにかく分かってくれないのですって。なんでも、「病院に来て、入院しているのに、病気が良くならないのはおかしい」って言い張っているということで（笑）、いまどきそんなのがいるのかと思っちゃったけど、本当らしい。「人間は死ぬ」ということが受け容れられないということだよね。そんなのを、一年目の研修医に受け持たせる大学病院もどうかと思うけどね。

それで、そこまでいかなくても、病状が厳しいことを頑として認めず、いや認めてはいても、絶対に治ると信じて疑わない患者や家族、というのにはちょいちょい遭遇します。こういう時にお決まりの文句がありますけど、分かりますか？　「奇跡を信じる」という奴ですね。これはどうにも始末に悪い。理屈というか、論理を拒否しているわけですから、説明のしようがないのですね。

みなさんも「奇跡」ってよく言うでしょ？　あんなのそんなに簡単に言わない方が良いよ。みんなどうして「奇跡を信じる」なんてあっさり言うのかねえ？　たとえば、宝くじに当たるなんて、確率は低くても奇跡でもなんでもないよ。だって当たりを作っていない宝くじなんて詐欺だから、誰かに必ず当たるようになっています。それがたまたま自分だった、というのは「偶然」で「驚き」かもしれないけど、客観的に見れば不思議でも何でもないことです。

それで本物の「奇蹟」というのはありうるのかというと、ありえない。だって、「ありえない」のが起こるからこそ奇蹟なんでしょう？（笑）。これは神様のなせる業なのですね。だから確率とかなんとかとは、全然関係がない。あえて言えば、理論的な確率は「ゼロ」ですね。

吉田さんはカトリックの学校を出たそうだから、「ルルドの泉」を知ってますよね。スペインとの国境近くにルルドというフランスの町があって、1858年に地元の娘さんの前にマリア様が出たのですって。それでその後、湧き水が出て、それを飲むと「奇蹟」が起こって難病が治るのだそうです。だけど、これが本物の「奇蹟」かどうかってのは、カトリックで医学的基準も含めて厳しく判定しているそうです。つまり、「絶対にありえない」状況でないといけないのだよね。

たとえば、マラリアになって高熱出したらがんが治った、という話はあります。これは温熱療法というものの元になった事例だけど、がん細胞が熱でやられて全滅しちゃった、ということらしい。しかしこういう、「理屈」で説明がつくものは、いかに確率が低くても「奇蹟」にはカウントされない。とにかく「絶対にあり得ない」ものだけが「奇蹟」だそうで、そうなると、今まで数十件レベルしか「認定」されていないそうです。文京区関口にある、東京カテドラルというところの敷地内に、その本家ルルドの出店、じゃないな（笑）、ばったもん、というと叱られるか（笑）、とにかく模型みたいなのがありますね。そこの水道の水じゃ奇蹟はたぶん起こらないだろうけど。

だからね、世の中で言う「奇跡」なんて、本当は「ちょっとびっくり」くらいのもので、「摩訶不思議」でもなんでもない。本物の「奇蹟」は、神様がマジになってやっても、そんなに起こらないのですよ。アテにするほうがおかしい。言葉というものはどんどんエスカレートする運命にあります。患者や家族も、世の中に溢れる言語の誇大化に毒されて「奇跡を信じる」なんて言っているのでしょうけど、繰り返しますがそれは「起こりえない」ことなのでね。こっちはもっと現実的な話をしたいのですけれど、患者も家族も、「奇跡」の言葉を出したらもう人間の論理を拒否して神懸かりになっちゃってね、頭に血が上って、聞く耳なんか持たない。

医療では、「やっても無駄」（medical futility）という概念があります。〝futility〟という単語は、辞書を引くと、「不毛」という訳語がついています。そして〝futile〟であると判断されれば、医者はその「無駄なことをやらない」という決定を下す際に、患者や家族の同意は必要ではないということになっています。これは有名な医学の文献に出ています。

ちなみにその「無駄」もしくは「不毛」という基準ですけど、おおよそ1％以下の確率しかない場合は、〝futile〟であると考えて良い、とされています。これはしかし、一般人にはなかなか受け容れがたい数字かもしれませんね。0・0001％でも可能性があれば、なんて話は巷に溢れていますし、ドラマでも「成功率1％の手術」は、大抵成功するでしょう（笑）？『白い巨塔』や『コード・ブルー』を作ったフジテレビのプロデューサーは、「あれっておかしい。どうして成功率1％の手術は必ず成功するんだ？」と言っていました。「先生、実際には手術が失敗したり、患者は死んだりするんでしょう？」って私に聞くんだよ。当たり前だろ、そんなの（笑）。だけどそういうのが分かっている奴の方が少ないというのは問題だよね。

ここでその、「1％」という基準の数字がどうかを云々することは本旨から外れますから、元に戻ります。とにかくそういう「奇跡」を信じちゃっている患者や家族をどうすればいいのでしょうか。この場合、論理で納得させることは不可能です。なんたって相手は神様が起こす「奇蹟」なんですから、人間の我々が否定しても仕方がない、という「論理」になります。

こういう問題は、日本よりも欧米の方が深刻のようです。なんたって向こうは、一神教の神様が、本当に文字通り信じられていたりしますからね。進化論の否定って知っている？　アメリカのキリスト教原理主義は、生物というのは、神様が創世記にいっぺんに作ったという説と、進化論を、同格の「学説」として子どもに教えろ、なんて真面目に主張しています。進化論にもいろいろ矛盾はあるって、言われれば確かにそうなんだけど、だけど聖書の創世記がそれと同じくらい「科学的」っていうのもすごい。ちなみに、原理主義は、今はイスラムの方が有名ですけど、キリスト教の方が本家です。

こういうものへの対策として、ボルチモアにあるジョンズ・ホプキンズ大学から最近、「ＡＭＥＮプロトコール」というのが発表されました〔Cooper RS, et al. J Oncol Pract 2014;10:e191-195. PMID:24803663〕。このＡＭＥＮ（アーメン）というのは、対処法の頭文字を取ってつなげた言葉で、いつか紹介したバックマン先生の「ＳＰＩＫＥＳ」と同じような造語です。だけど「アーメン」とは、こじつけにしてもうまく名付けたものですよね。アメリカは特にこういうのが好きですね。

ＡはAffirm（肯定する）で、そういう希望を持つのはもっともである、我々も患者の回復を望む、と伝えるということです。ＭはMeetであり、患者や家族のところへ行って、一緒に良くなるように祈れ、と言っています。この場合、meetは、原文では「患者と家族のいる場所でmeetする」という記載になっていて、「会いに行く」よりむしろ、（その立場に）合流する、というような意味合いに使われているようですね。回復を願うのは人情としては分かるから、患者や家族の気持を無下に否定するな。だから結局、Ａ（肯定する）と同様のことです。

その一方、ＥはEducate（教育する）で、専門家の立場から、粘り強く病状を説明しろ、と言っています。そしてＮは、〝No matter what〟（何があっても）の略で、「何があっても」自分たちはあなたがたの側にいる、味方であると確認することだそうです。

「ＡＭＥＮ」の提唱者のクーパー先生という方も認めているように、これは患者と家族に翻意を促す、「奇跡をあきらめさせる」というやり方ではありません。むしろ、非現実的な望みをもつ患者や家族が、糸の切れた凧みたいになってどこか行ってしまい、余分に苦しむような目に遭わないように、という「つなぎ止め」の方法ですね。世の中にはこういう患者さんを相手に、いかがわしい治療法を高額で提供して暴利をふんだくる輩はうじゃうじゃいますのでね。「ダメでもともとでしょう」とか言われてサインでもしてしまったら、法的に責任を問うことは全くできません。

逆に言えば、この「ＡＭＥＮ」では、向こうが気づかない限り、頭に血が上った相手をどうこうすることはできない、と諦めているもしくは「見切って」いるのですね。

世の中には「望めば願いは叶う」とか「希望を捨てず、奇跡を信じろ」などと、能天気で無責任な戯言を垂れ流す連中がいっぱいいますね。そんなことあるわけないでしょ？　オリンピックで、みんながそういうふうにポジティブになって努力したら、みんなが金メダル取れるのか？　そう言うと、いや、自分の中では金メダルとか、心の金メダルとか後になって言い換えるんだよね（笑）。詐欺だよそれじゃあ。

だから患者や家族は、そういう大嘘に煽られてその気になったのだから、あえて言わせてもらえば軽率というか、騙された方が悪いとも言えます（苦笑）。それが不利益をこうむらないように、という尻拭いを、どうして我々がしなければいけないんでしょうね。考えると溜息が出そうですが、プロにはそういう辛い役割もあるのでしょう。

あと3人の発表は次にします。なかなか終わらないね、このテーマは。

＊

さて、発表のタイトルは、「死にたい」という希望は、叶えられるべきか、というもので、我ながらあんまりな課題です（苦笑）。これに挑んでいただくのは村野さんですね。

村野――（パワーポイントを使って）この方は29歳のアメリカ人、ブリタニー・メイナードさんという女性です。悪性の脳腫瘍のため余命半年と宣告され。２０１４年11月１日に医師から処方された致死薬を服用して亡くなりました。この患者さんは、自ら死を選んだことをネットで公表し、尊厳死・安楽死についての論争が世界中で行われています。

ここで言葉の整理をします。「安楽死」とは、医師などの第三者が、薬物などによって、患者の死期を積極的に早めること、「尊厳死」とは終末期に既に死期が迫っている時に、延命処置を断り自然死を迎えることです。これらは、自分で自分の命を絶つ「自殺」とは異なります。自殺は主に社会的に追いつめられた死といえます。

さて、「死にたい」という希望は、患者自身がもつものです。その理由には苦痛からの逃避、先が短いことへの絶望、また治療の不安などが挙げられます。

死期を早める安楽死のメリットとしては、痛みの緩和、自分の死期が決められること、機械につながれたり人格崩壊などせず自分を保ったまま亡くなること、それに家族の負担を減らせることなどがありますが、注意すべきことは、これらは患者本人のためのメリットであり、残される人々の意思は反映されていないということです。

それをふまえた上で、私は、「死にたい」という希望は叶えられてもよいのではないか、と考えます。ただしそれには条件があって、まず患者と家族、双方が安楽死について同意していること。つまり、残される家族に後悔の残るような終わり方にしてはいけないと思います。また、患者が安楽死の意味を理解していることが必要で、かつ、あくまでもうどうしようもない（治療法がない）という段階になるまで認められるべきではない。と思います。安楽死は自殺になってはいけないと考えます。

すばらしい（拍手）。この結論に賛成するかどうかは別として、プレゼンテーションとしてはパーフェクトですね。言葉の理解も、正しく整理されています。

この手の話は、言葉がどうしてもeuphemism、つまりぼかした言い方になってしまうので、「安楽死」と「尊厳死」がどう違うか、というのがわかりにくい。「安楽死」はeuthanasiaという言葉が一般的ですが、「そのものずばり」で〝mercy killing〟、つまり「慈悲殺」と言ってしまうこともあります。ただこの言葉は、なんとなく森鴎外の『高瀬舟』みたいな状況、つまりやむにやまれずとどめを刺す、みたいな響きがあって、最近はあまり聞かないな。〝euthanasia〟は、ベルギー、オランダ、スイスなどのヨーロッパ諸国で合法化されています〔Emanuel EJ, et al. JAMA 2016;316:79-90. PMID:27380345〕。

一方、アメリカは州単位で決まっています。いくつかの州では安楽死が合法化されていて、村野さんが挙げたブリタニーさんは、それが認められているオレゴン州にわざわざ移住して「やってもらった」のですね。オレゴン州やワシントン州で許可されていることは、〝dignity program〟つまり「尊厳プログラム」なんて名前もつけられていて、尊厳死と非常に紛らわしいですけど、やっているのは積極的安楽死です。

しかし前にも出たけど、私の理解では、メイナードさんが受けた処置は、方法論的には狭義の安楽死とも違うと考えています。「安楽死」は、村野さんが指摘したように、本来医者がやる、ものですよね。だけど、彼女は、医者が処方した致死薬を飲んで死んだわけで、その場に医者はいなかったはずです。だからこういうのは、〝physician-assisted suiside〟つまり「医師の幇助による自殺」、と呼ばれていて、安楽死のカテゴリーに入ってはいるけど、実際は自殺の一つではないか、とも考えられています。そうなると、果たして倫理的にＯＫなのか、ということはより複雑になる。

日本では、東海大学で医者が末期で苦しむ患者を塩化カリウムを投与して「殺して」しまったという事件があって、その時に裁判所が、「安楽死が認められる4条件」というのを提示しています。その第一に、「患者が耐え難い激しい肉体的苦痛に苦しんでいること」というのがある。だけどメイナードさんの場合は、あの時苦しんでいたわけではないのですね。そういう苦痛の発作はあって、今後さらに耐え難い苦痛が襲うことは避けられないのだけれど、だけど今現在苦しいわけではない。そうすると、日本の裁判所の規定からしても「安楽死」というより、「医師の幇助による自殺」の方が正確のような気がしますね。

じゃあそういう「自殺」でもいいのか、ということになりますね。だけど、実際に耐え難い苦しみが襲ってくるまで待て、というのも残酷ですしねえ。やるんだったらその前にやってしまった方がいいのかなあ。

もう一つ付け加えますと、ちゃんと対象を正しく選んでいるか、というのは大前提ですよね。前にも紹介しましたが、アメリカの一部で安楽死が合法化される前、ジャック・ケヴォーキアンという医者が、自作の自殺装置を作って、130人の患者の自殺を幇助し、殺人罪で告発され、有罪になっています。この人のやったことでまずいのは、ギラン・バレー症候群という回復可能な患者も対象にしたことです。個々の「病気の見極め」というのは非常に大事ですが、一人で世の中の病気をすべて知るわけにはいかないので、その意味でも全部個人でやったケヴォーキアン先生は無理があったようです。

ついでなので私の個人的感想を言わせていただくと、私は、感覚的には、やるんなら「幇助による自殺」でなくて、自分で手を下してやるのが医者だと思っています。以前に、福田恆存先生の意見を紹介しましたが、やっぱり人の命を奪うのですから、自分の良心の痛みを感じながらやるのが本当でしょう。「法律に基づいて」薬を処方して、あとは自分で勝手に飲んで死になさい、というのは嫌だなあ。

この間、曽野綾子先生とお話しした時に、曽野先生はクリスチャンだから妊娠中絶に絶対反対、とおっしゃっていたとばかり私は考えていましたが、そうではない、と訂正されました。やむを得ない事情で、中絶せざるをえないこともあるだろう。ただしその場合は、生涯、「私は子どもを殺したのだ」という負い目というか認識を持て、とおっしゃっていました。それと同じ感覚だと思います。

その次に、医療者はどこまで家族の代わりになるべきか、というのを取り上げました。成田さんお願いします。


成田――(パワーポイントを使って) まず、医療者と患者の関係について考えてみます。患者は病気になった時、不安を感じ、絶望感に陥る人が多いので、医療者に全面的に頼りたくなり、家族には言えない自分の気持ちや不安を打ち明け、相談相手になってほしいと思う気持ちが出ます。一方、医療者は患者を人として対等な人間関係としてみるべきで、患者が医療者への依存心を強めてしまうことはあってはならないと考えます。

次に、患者と家族は、家族であるので強い絆があります。家族にとっては、患者の最後の時間を一緒に過ごし、家族がなるべきこと十分にしたという思うことが大切です。

家族も医療者を一番の頼りにするのですが、医療者は患者と家族の関係を確かなものにするための仲介役であるべきと考えます。まとめると、医療者は「影ながらの家族としての役割」を果たすべきではないでしょうか。


結構です(拍手)。まとめると、医療者はあまり出しゃばらず、患者と家族の関係を調整するような役回りになるべきだということですね。

ただね、成田さんの議論では、家族と患者との仲が良いことになっていますが、そうとも限らないんだよね。私が若い頃の話ですが、ある末期肺がんの男性患者さんが、かなり気弱になってきました。そうすると、奥さんと娘さんに頼るような言動が目立ってきて、それは無理もないと思いましたが、どうも奥さんたちがよそよそしいんだよ。いまいち病状のことが分かっていないかと思って、かなり厳しい状況であることを改めて説明し、「そばにいてあげてください」とお願いしたのだけれど、なんかビミョーな雰囲気でね。

そのうち奥さんがね、「この人は、ずっと浮気ばっかりして私を泣かせて、家庭をおろそかにして、それで今になって私を頼りにする、なんて言われても……」とか言い出しちゃったのよ。わきで娘さんも、そうだそうだと頷いていたから、患者さんはよほど素行が悪かったのでしょう。

それで、ナースと一緒にカンファレンスしました。私と部長は、「もう最期なんだから、いまさら昔の恨みを持ち出さなくてもいいじゃないか。あの家族は冷たいよな」って言ったけど、ナースは誰も賛成しなかったね。「浮気しまくっていた患者の方が悪い、奥さんの気持ちはもっともだ」って。部長と私は顔を見合わせて、「女はこんなに執念深いのか」ってうめいたね（笑）。

さてこのテーマは、ちょっと私の出し方がまずかったかもしれません。私は、「家族がいない時」に、医療者はどこまで代わりをすべきか、という話をしたかったのです。ただこれは私の責任で、成田さんに申し訳ない。

家族がいないと、患者はますます医療者に頼りますね。でも、成田さんが指摘したように、患者が医療者への依存心を強めてしまうことは望ましくありません。あまり依存されるとこっちの負担にもなりますしね。ただし、患者から「突き放された」とか思われるとまたよろしくないので、「そう思わせる」のは必要です。この場合、くどいようですが、患者には「家族のように」思わせるけれど、こっちは文字通り「家族として」引き受けるのではないのですよ。それやっちゃうと、医療者側がバーンアウトしてしまうことにもつながりますのでね。このことは以前にもお話ししました。

これに関連してですが、この間、医療倫理を専門としている友人から、こういう話を聞きました。その先生が講演すると、必ず出る質問が、「どこかの老健施設から、身寄りのない90歳代の老人が重症患者として担ぎ込まれてきた。自分がそうなったらこうしてほしい、という意思表示の書類なんてない。家族はどこにもいない。本人は口がきけない。そうなると、医者は、諦める大義名分がないから、とにかく救命のために、と透析までやって集中治療しています。医療費は公費負担になるので困らないのですが、これでいいのでしょうか」というものだそうです。これにはその先生も、答えられない、と言っていました。

これだと医療者も、担ぎ込まれてからのつきあいだから、「家族の代わり」になるわけにはいきませんね。誰も幸せにしない治療だけど、誰も「もうよそうよ」とは言えない。言うべき法的な権限がない。唯一その権限をもつ本人は、ものが言えない。さらに悪いことには、病院は、その医療行為をやっていると、それなりに儲かるんだよ（苦笑）。

この先生は、院内で意思の代理決定の機関みたいなものを作らなければ仕方がないか、とおっしゃっています。だけどその際には、常日頃そういう医療の現場にいる人が参加していないと、机上の空論ばかり出るでしょうね。

それでは最後に、吉田さんに、死後の世界に「希望」を求めることの是非、について発表していただきます。

吉田――（パワーポイントを使って）病気が治らず、死が差し迫っている時に、死後の世界に救いを求めることは適切なのでしょうか。私は、自分がそういうものの存在を信じるのかどうかも含めて考察しました。

まず、「信じる」ことのメリットは、死後の世界があることにより、死への不安・恐怖など、この世の苦しみからの解放されることだと思います。これにより残された人生にさらに前向きになれるとも考えられます。一方、デメリットは、死後の世界へ関心が集中することによって、現世への無関心が起こってしまう、つまり今を必死に生きることをやめてしまうのではないか、という懸念があります。

次に、「信じない」ことのメリットは、その裏返しで、今を生きることに集中できるということがあります。治療やケアを受ける中で、また家族や医療関係者との関わりの中で、「生」に執着することにより、この「今」に希望を見いだすことができると思います。一方、デメリットは、死への恐怖心がいや増し、孤独感が高まり、抑うつ状態になる可能性があります。この結果、死におびえ、悲しみながらの死につながります。これは、『死を見つめる心』に出てくる「まっくらな大きな闇のような死がその口を開けて迫ってくる前に私は立っていた」という文章にも表現されています。

人が死後の世界を求める理由は、死を恐れているからということと、何ともつながっていないことへの恐怖心があると思います。しかしこれは、残された人にとっても同じではないでしょうか。私は、「家族目線」に立っても、私は死後の世界を信じます。死者とつながっていると信じた方が今を幸せに生きられる、と思うからです。

結構です（拍手）。やはり吉田さんは死後の世界の存在を信じる。

吉田――岸本英夫先生の本も読んだのですけど、私はやはり「何もない」ということに耐えられないと思います。誰かとつながっていないと、とても怖いと思うので。

そうすると、吉田さんは、「消滅する」という恐怖の他に、「他から切り離されて孤独になる」のも耐え難い、ということですね。

吉田――むしろ、「自分が失くなってしまうことの恐怖」は、考えたことがないというか、うまく考えられないので。

そうか、今時の若い人は、「つながらなくなる」という恐怖の方が、より現実的に感じられるわけですね。そうなるとね、「孤独死」する人たちは、死ぬ前に、一足先にそういう状況になっちゃってるのですね。そういえば、私の知っている先生で、末期の患者さんが在宅でいるのに、そうそう往診もできないけど、スカイプで話をする、というのを実践している方がおられます。その先生は、これにより、患者がチアノーゼになっていないかどうかとかいう、医療的なこともあるけど、何より患者さんが非常に喜んでくれる、とおっしゃっていました。

さて、元に戻って、他のみんなはどう？　死後の世界って、あると思う？

中嶋――「天国」みたいなものはないとしても、輪廻転生なんかはあるんじゃないかと思います。

どうして？

中嶋――嫌な人がいると、前世でろくなものじゃなかったんだろうな、と思うと気持ちが落ち着くので。

きわめて合理的な思考ですね（笑）。なんか、目的論的な神の存在証明みたいだ。

それはそうと、また余計なことを一つだけ言うと、吉田さんのプレゼンの中で、死後の世界を信じることのデメリットとして、「この世への無関心」というのがありましたね。これが実は、原理主義者による宗教テロのもとになっているのではないか、と指摘されています。要するに、「この世のことなんてどうでもいい、殉教すれば天国が待っている」と思ってしまうと、もう止めようはないのですね。信心は自由だけど、娑婆のこともやっぱり考えてもらわないと、みんなが困る。

ずっと「希望」について考えてきましたけど、一つ補足しておきます。人間は、息をしている限り、希望をもつ、という言葉は以前紹介しました。そうして、生きていると、医学の方がなんだかんだ進歩して、「希望の光」が出てきたりすることがあります。世の中で報道されるものの圧倒的多くは、マスコミのガセですけど、中には本物がある。たとえば、岡山大学ではずっと肺移植をやっていますが、呼吸器内科の先生がそれを見て、「あれは本当に、神に逆らう治療だ」と言ってましたね。絶対に無理だ、という状態から、それこそ「奇跡」のように回復するのですって。あれ見せられると、諦めがつかなくなる、ということです。

だけど、希望がある、諦められない、というのは、「怖い」ことでもあるそうです。これもある本で読んだことですが、戦争中に、潜水艦に閉じこめられて、暗闇の中でみんなああもう死ぬんだと思っていたら、誰かが「光が見える」と叫んだ。それを頼りに行ったら、外に出られて、九死に一生を得た。その人が後で、「いつが一番怖かったか?」と聞かれたそうです。分かる? そう、「光が見える」という叫びを聞いた時、だそうです。つまり、覚悟を決めていたのが、「もしかしたら」という希望が出た途端に、命が惜しくなって怖くなる、というのですね。

これは岸本先生の本に書いてあったと思うけど、ある高僧が、浄土を信じていたけれど、いよいよになって本当にそれがあるのかという疑問が生じ、死後の世界があるのかないのか分からないまま、

「希望」と「疑念」に引き裂かれて狂い死にした、という話があるそうです。だからね、「希望」をもつ患者さんは、その裏返しに大きな恐怖を抱えている可能性が高い。これは留意しておくべきでしょう。このテーマのイントロでも言った、「希望」のダークサイド、ですね。

さて、臨床の現場で、たとえば、もう有効な治療手段はない、という時でも、治験薬のような実験的な治療法が出てくることはありますよね。効くかもしれない。しかしその代わり、とんでもない副作用で今の小康状態をぐちゃぐちゃにしてしまう可能性もある。それを勧めるか、どうか。

患者さんはそういうのに飛びつきがちですよね。「座して死を待つのは耐えられない」とか、「失うものは何もない」とか言って。ただ、実は、「失うものは何もない」と言っている患者さんでも、普通に食事して、テレビ見て、本読んで、何よりも家族や友人と話して、ということができる人は多い。そういうのは「失ってから初めて分かる」ものですが、そうなってからでは遅い。治験薬に「賭ける」かどうか、というのは、一概にいいとか悪いとか言えませんが、やはり頭を冷やして考えることが必要でしょう。

みなさんはきっとこれから、身内の人に頼られるよ。そういう、非常に難しい決断において、「どうしたらいいか」という相談をされます。もしかしたら、学生のうちから、聞かれるかもしれない。「大学で看護学をやってるのだから、分かるでしょ?」ってね。そんなの分かるわけないのにね（笑）。だけど「分からない」で済ませてしまうと、すごく失望されたような目で見られるよ。私もさんざんそういう目に遭ったから（笑）。

対策としては、そういう時に、まわりの医者とか薬剤師とか含め、こちらが「頼る人」を見つけて相談できるようにしておくしかないでしょう。一人ですべてをカバーすることはできないから、複数キープしておくか、顔の広い人を見つけておくか、だね。私？　君らの相談に乗るくらいはするけど、もう年だからね、あまりアテにはならない（笑）。

最後に、絶対にみなさんからは出てこないでしょうが、非常に重要な要素を一つ指摘しておきます。お金だね（笑）。まあ悪いけどさあ、何するにしても、金がないとどうにもならない、という状況は多いのですよ。

アメリカでは金がすべてで、金を持ってる奴が偉くて、しかもそれを誰も疑問に思わないという国ですので、非常にわかりやすい。「何かができる、できない」というのが、お金に直結しますのでね。君たちもアメリカに行ったりすることがあるでしょうから、一つ伝えておきますが、アメリカで医療機関にかかろうと思ったら、2千ドルの支払い能力があることを証明しないといけません。だから、クレジットカードのいいのを持ってるとか、それだけのカバーがされる旅行者保険の証書があるとか、もしくはキャッシュで2千ドルポケットの中にあるとかね。それがなければ、たとえ救急病院の玄関の前に倒れていても、誰も相手にしてくれない。

本当は、これはちょっと誇張されていて、システムとしては公的医療で最低限のことは受けられるようになっている「はずだ」ということなんですが、システムはあってもそういうのがうまく動いていなければないのと同じで、実際問題としては金がないとアメリカでは病気になれない、と思っておいた方がいいです。

日本ではまだそこまでいかないけど、今後はどうなるかわかりません。いずれにしても、あまり教育者の言うことではないけれども（笑）、みなさん自身はこれからの人生において、お金は確保するようにしておくべきです。

有名な喜劇役者のチャップリンの名言で、映画の中のセリフなんですけど、「人生で必要なのは勇気と、想像力と、いくばくかのお金だ」というのがあります。これが並列で述べられているということとはつまり、一つのものから別のものは出ない、ということだね。つまり、お金から勇気も出ないけど、勇気や想像力からお金も出ない。他の、たとえば知恵、なんてのはこの三つを駆使して出てくるかもしれないけど、この三つはそれぞれ独立に備えていなければならないということです。

オヤジの説教みたいになってごめん（苦笑）。

対話の3 「DNRをとるべきタイミング」

第三のテーマ、「DNRをとるべきタイミング」についての討論をします。まずはいつものように、みなさんから出していただいた仮レポートをみて、問題点を検討します。その後で、4人で次のタイトルに振り分けて発表をしてもらいます。

- 早期に本人からDNRをとるメリット
- 早期に本人からDNRをとるデメリット
- 本人からDNRをとる際に留意すべきこと
- 家族からDNRをとる際に留意すべきこと

このテーマについての私の見解は、『コード・ブルー』を題材にして、さんざん述べましたから、ここではまずみなさんのレポートを紹介することから始めましょう。最初は中嶋さんのものから。これは、字数制限を守っていることでもあり、全文紹介します。

中嶋

DNRは患者の意思を尊重するためのものであるが、患者の死後に責任を問われないようにするための保険としての役割が大きいように思われる。私は、そもそもDNRをとる必要性はないと思う。なぜなら、誰の同意を得なくても、心肺蘇生をしてもしなくても、患者が死んでしまうことは変わらないことであるからだ。患者がDNRに同意したら、自分の命をあきらめたように感じるだろうし、患者の家族がしたら、自分たちが患者を逝かせてしまったようなものだと後悔するかもしれない。患者や家族に、医療者の負担を押し付けていうようなものである。

しかし、今日では責任を避けようとすることは当たり前であるとも思う。昔よりも医療関係の職種が増え機器も発達したので、医師の仕事量は減ったかもしれない。だが同時に医療ミスだと思われるものはすぐに訴えられてしまうようになり、医療者の責任は重くなっているように思われる。だから、DNRだけでなく、治療をするうえでいちいち患者の同意を得ておくことは、医療者の保護のために必要であろう。この同意をいつどのようにとるかが重要だ。

ここで、私の母と弟に、「自分が患者ならば、DNRをいつ伝えてほしいか」という質問をしてみた。母は、「余命半年から1年くらいの元気な時に伝えてほしい。それならばあきらめがついて残りの時間を大切にしようと思える。」と言っていた。弟は、「病状が進行して、もう自分はダメなのだと実感できたときにしてほしい。ぎりぎりまであきらめたくない。」という意見であった。人によって大いに異なるということがよく分かった。

これらのことから私は、入院時にすべての患者にDNRの同意を取るのが一番良いと思う。入院に関する説明をする際に、きちんとした場を設けるだろう。その際に、DNRとは何かと、すべての入院患者にDNRを希望するかを聞いていることの説明を添えて、あまり選択する負担を重く感じさせないようにし、同意を得るべきだと思う。

ここでの「DNR」は、むしろ「DNAR」、つまり医学的な適応がない場合の蘇生術について、ですね。さて、これは私が書いた物ではありません（笑）。そう断らなきゃいけないような気がするね。いきなりこういうのが出ると、なかなかコメントしにくい（笑）。中嶋さんは、私の書いた本を読んだの？

中嶋――読んではいません。

なんだ読んでいないのか（笑）。そのわりに、この主張は、私のものと非常によく似通っています。いや、いいんだけどね、ただし私の言うことと同様だ、ということは世間一般とずれている、ということですからね、分かってる？

中嶋――それは自覚しています。

すばらしい（笑）。分かっていればよろしい。しかし、中嶋さんの論旨は、私の如く一方的になってしまわずに、「医療者保護」がその本質、つまり責任逃れのためだと看破していながら、だけれども「とらざるを得ない」と押さえているのが「大人」ですね。私の方が幼児的だ（笑）。

そして、その矛盾を解決するために、なるべく早く、入院時に同意をとってしまおう、その際に、「みんな一律に聞いているから」と、負担を感じさせないようにしよう、という配慮を示しています。これは苦肉の策みたいなものですよね。本当は非常に重い判断になるのだけれど、あまり生々しくならないように、と気を配っている。

ただしやはり個人差もあるから、たとえば中嶋さんの弟さんみたいに、「ぎりぎりまで諦めたくないからそういうことは考えたくない」人にとっては、いくら「全員に聞いている」とはいっても

DNRの話題が出ることだけでもショックかもしれません。その場合には、変更可能なこととか、「万が一のためだ」というような補足説明は必要でしょう。本来だったら「とる必要がない」と、中嶋さんも私も考えているものにそんな手間をかけるのはバカバカしいのですけどね。

ところで中嶋さんは、お母さんと弟さんに聞いて、いかに「普通の」人たちの考えが異なるか、ということを提示しています。本来、家族の中ですから、価値観は相当程度共有しているはずで、そうすると、世の中一般の意見というか感覚は、もっとずっと分散していると考えられます。

実はこの手は私も使っていて、昔、患者はどこまで治療のリスクを受容するか、という話で、こういう例を出して身内に聞いてみた。普通に手術すると、それ自体は安全ではあるが再発率は高く、治る患者は10％しかいない。残りは再発してがんで死ぬ。術前に化学療法を行うと、治る率は20％になるが、手術の危険性は高まる。この場合、手術死亡率はどこまで許容されるか。

分かります？　たとえば、この手術死亡率を5％とすると、化学療法しなければ、10％が治って90％は再発したがんで死ぬ。やれば、20％が治って、5％は手術で死ぬので、残り75％が再発したがんで死ぬ、ということです。この計算は本当はおかしいのだけれど、まあ単純化するためにこうしておきましょう。

そうしたら、私の家内は、「1～2％しか許容できない」と答えた。「残りは全部再発してがんで死ぬんだぜ」と確認したのだけれど、それは分かるのだけれど、治療のために人が死ぬのは耐えられないと。一方、私の母親は、「治る20％以外の、残り80％全部が手術で死んでも構わない」と答えました（笑）。そうすると、私が病気になったら、この嫁と姑はどうするんだろうね（笑）。

我々は、なんとなくの医療のコミュニティの「常識」で考えてしまって、たとえばこの例だと、普通は5％くらいがリスクの上限だと思われています。だけど、考えてみれば、その根拠なんて存在しないんだよね。この話はこれ以上しませんが、「感覚」は人によってさまざまで、話してみないと分からない、ということです。

次に福田さんのレポートです。

福田

私は、DNRについては意識のある患者には特に入院してきた時点で万が一のことを説明し考えてもらうべきだと思う。なぜなら患者の意思を尊重するべきだと考えるからである。患者に意識がなくなった場合DNRをとるのは患者の家族である。しかしいざ自分の家族が目の前で死にそうになっていたら何とかしてほしいと思うのではないか。だから患者の意思を尊重するには患者の意識があるうちに患者に聞き、家族と話し合って決めてもらうのが良い。

私がそのように強く思ったのには理由がある。私の祖父は私が中学2年生のときに亡くなった。家族みんなに囲まれて最期を迎えた。その時蘇生処置をしていたら医者、看護師がベッドの周りを囲み私たち家族は祖父の一番近くで最期を看取れなかったはずだ。また孫の中では私が一番年上だったため小学生、一番下は幼稚園生までいる中で、もしその時蘇生処置を見せていたら衝撃が大きすぎたと思う。私の祖父は家族、孫が大好きだった。だから家族に囲まれて最期を迎えられて私は良かったと思った。しかしもっと生きてほしいと思う気持ちは家族にあったはずだし、本当の祖父の気持ちは蘇生をして少しでも長く生きたかったかもしれない。だからやはり患者の意思を意識あるうちに聞いておくのは大切だと考えたのである。

お祖父さんのことは、5年くらい前になるのですか。そうすると、今のやり方とだいたい同じでしょう。私が研修医をしていた1980年代は、患者が「急変」したら、どんなに末期の状態でも、蘇生術を行うのが当然でした。その時は、家族の人にみんな病室の外に出てもらって、患者さんに医者が何人もとりついて、心臓マッサージやったり気管内挿管したりしていた。今考えてみると非人道的でね、家族に手の一つも握らせてあげれば良かったのに。

その時代でもそういう蘇生処置をしなかったのは、意外に思うかもしれないけど救命センターでした。つまり、もうやることはトコトンやってしまっているので、それでダメならもう諦めるのですよ。そこでの研修で私も気が変わってね、その次にがんセンターで研修した時、指導医ががんの末期に心臓マッサージなんてしてるのを見て、「先生、なんのためにやるんですか?」って聞いた覚えがあります。指導医は憮然として、「家族の納得のためだ」って答えていましたが、それとこれとは別でしょうね。現に今は、別になってますし。

福田さんが指摘するように、「いよいよの時に家族からDNRをとるのは家族の動揺が大きい」というのはその通りです。だから、何度もお話ししたように、その時、DNRとして「自分たちが患者を見捨てたのではないか」、もしくは逆に蘇生術を依頼して、「最期を苦しめたのではないか」と思わせないようにする配慮が必要でしょう。

だからそもそも蘇生術の適応がない時には「そういうものだ」ということを説明すればいい。また、以前お話しした、「本当のDNR」、つまり本来ならば生命維持の医学的適応はあるのだけれど、という時には、家族と本人が下した決断について「それでいいと、私(医療者)も思う」と支えてあげるべきだと思います。どのみち「うまくいく」ことは少ないのでね、後々ずっと家族が悔いたりひきずったりしないようにという配慮は、医療者側がしなければいけません。「そちらがそうしてくれと言ったから」というセリフは、なるべく使いたくないよね。

その次が伏見さんのレポートです。

伏見

意識が明瞭である末期の患者さんにはなるべく早い段階で意思をとっておく必要があると思います。早い段階でDNRの希望をとることで患者が自らの病気が治らないものであることを理解しこれからの人生をどうやって生きていきたいのか、どのような最期を向かえたいのかを患者が考えるきっかけにもなるのではないかとも思うからです。ただ、この時にその決定はいつでも変えることができるものだということを伝えておく必要は絶対であるとも思います。病が進行していく中で患者の生死に関わる感情が動くことはいくらでも考えられるし、死に間際になって患者が最期に看取ってもらいたかつたと言っていた家族の到着が遅れてしまうということだって考えられると思う。その時は患者やその家族のその時の希望に合わせる必要があると思うし、蘇生処置をする必要があるのではないでしょうか。

患者に意識がなくDNRを事前にとっていない場合は、医師は家族に助かる見込みがないことを伝え家族に蘇生処置を行わないという了承を得る必要があると思います。この時は患者の家族が集まれる猶予を持たせておく必要があると思われます。最低患者が死ぬまで三日あれば国内にいる家族全員が集まれると思うのでそのくらいの余裕が欲しいです。またその後についても同時に家族がその発言から受けるショックは大きいものであると思うので、医療者は家族のサポートをしっかり行っていくことが重要であると思います。

この中で最も大事な指摘は、先ほども言いましたが、決定は「ファイナルアンサー」ではなく、変更可能であることをきちんと伝えないといけない、ということですね。やはりその場での決定が後々まで「運命を決める」みたいになってしまうと、そのプレッシャーでまたおかしくなってしまうこともあり得ますよね。我々はうっかりしがちですが、本人も家族も、「がんで、治らない」ことを宣告された時点で、もう非常に大きなストレスにさらされていますので、それをまた余分に悪化させることは避けなければいけません。

ただし、いよいよの時になって、「やっぱりやってほしい」と言われることは、実はよくあるのだけれど、非常に困難だということもまた現実です。伏見さんのレポートにあるように、「2～3日でみんな揃うからそれまでなんとか」というのは、事実上は無理です。

最大の理由は、いったんつけてしまった生命維持装置は、外すと殺人罪に問われかねないということがあります。「外す」のと「そもそもつけない」のはやってることからすると同じですから、これを分けるのは矛盾なのですが、現行の法律家の解釈がそうなっている以上はどうしようもない。『コード・ブルー』の時に紹介したいくつかの実例のうちでも、羽幌病院の先生は、家族が集まるまで待って、そこで気管内挿管を外したりしたのですが、それでもって殺人罪で送検されました。結局は不起訴になりましたけど、警察に「つかまった」時点で、この先生のキャリアはパーになりかねません。

こういうことがあるので、前にも触れましたが、日本では、本人の意思などをもとに「生命維持装置は外すべきだ」と決定したにもかかわらず、院長が決断を下せない、という例がいくつもあります。また、この間聞いてびっくりしましたが、ある大学病院でとんでもないことがありました。ある外国人患者が日本での旅行中に病気になり、急変して生命維持装置をつけた。そこまでやってしまった後で、「そういう時は外して、尊厳死させてくれ」という文書が出てきてしまったのですって。それは尊重しなければいけないはずなのですが、病院側は、自分たちで外すことができなくて、患者の親戚に本国で医者をやってる人がいたので、その人を日本に呼び寄せて、スイッチを切らせたのだそうです。これは呆れかえって物が言えません。

じゃあそういう「装置」をつけずに、ということになると、バッグを使って手で換気しながら心臓マッサージなんて、1時間も2時間もできるもんじゃないよ。がんセンターの時に、病棟の患者が急変して、連絡を受けて電話に出た主治医がナースに、「本来ムダなんだけれど、家族が揃うまで2時間くらいだから、それまでそういうことをやっておいてくれ」なんて言いやがったことがありました。当直だった私が代わって電話に出て、「バカかお前は。だったら自分でやれ」って怒鳴ったら、「じゃあいいです」って（苦笑）。

だから「その場での希望」というのは、聞いてあげられないことがほとんどです。ただしその際に、さっきも言ったけど、「あんたたちが前もって、DNRと言ったから」とか言い訳するのは見苦しい。「悪いけど、かくかくでご希望には添えない」と説明して納得してもらわないといけません。そこで諦めて引き下がってもらえるくらいには信用してもらわないと、何をするにもうまくはいきませんよね。あの、「なんとか時間をつないでおいてくれ」と電話で言いやがったがんセンターの医者は、そこまで家族の信頼を得ていたかどうか、自信がなかったんじゃないかと思います。

その次、渡辺さんのレポートです。

渡辺

蘇生するなというオーダーをいつとるのか、については、私が読んだ本から推察すると、「いつ」と正確に定義付けされていない。あらかじめ治らないとわかっている場合は、病状説明などの比較的早い段階でオーダーをとっていたが、喘息の発作など突然の病状変化による急な死の場合は、延命をするかしないかの差し迫った場で家族にオーダーをとっていた。

私がオーダーをとるのであれば入院時にとるであろう。なぜなら、死が迫っている場面では患者本人の意思を聞くことが難しいからだ。入院時に本人が決めた場合は「これでよかった」と思えるため遺族たちのトラブル回避にもつながると思う。

しかし、入院時には患者との信頼関係が出来上がっていないと思う。その段階でオーダーをとるのはいかがなものか、とも思う。入院時に「もしものことが万が一あったときに、蘇生を希望されますか」などとさりげなく入院手続きの書類などに記載し、回答してもらい、医師がチェックし、患者と蘇生についてどう考えているかについて話し合うとよいと思う。話を聞くことで、患者の医者に対する信頼が増し、その後の治療もやりやすくなるのではないか。

喘息の時やなにかは、「もとに戻る」病態でありますから、最大限の治療を行うのが当然で、ふつうＤＮＲなんてことは出ませんね。何も言わずに蘇生措置を始めてしまいます。例外は、よほど高齢の人とか、もともと他の病気で弱っている患者さんとかでしょう。つまり、その発作が起こらなくても見込みがよくない人です。これはＤＮＲを検討するかもしれない。

さて、渡辺さんもそうですがレポートではみんな、「早期にとる」派ですね。第一の理由は、本人からとるとしたら、早期しかないということでしょう。確かに、渡辺さんのレポートにもあるように、「本人がそう言ったのだから」ということで、「何もせずに死なせてしまった」場合も、「余計なことをしてかえって苦しめてしまった」場合も、家族としては諦めがつきます。

『コード・ブルー』の時にちょっとお話ししましたが、圧倒的多数のＤＮＲ、というかＤＮＡＲはそもそも適応がない、患者を助けようがない、という場合なので、むしろ家族ケアの側面が強くなります。中嶋さんの、「医療者保護」という、身も蓋もない（笑）目的にしても、訴えてくるのは生き残った家族ですからね。本人があの世から化けて出て、「どうして心臓マッサージしてくれなかったんだ」という恨み言を聞かされた、という話はあまりありません（笑）。むしろそういうのがあったら、いっぺん話をしてみたいと思うのだけどね。

ただし、渡辺さんがいみじくも指摘しているように、早い時期、たとえば入院してこれから治療が始まろうかという時期には、患者や家族と、医療者の信頼関係がまだできていないのですよ。向こうからしてみると、がんと言われたばかりで、これからどうなるか、ピリピリしている時ですから、不用意にこんなことを持ち出すと一発で不信感を持たれます。真面目に治療する気がないんじゃないかってね。最初にこの手のことでつまずくと、なかなかリカバリーは難しい。

だから、なるべくさりげなく聞くしかない。昔、がんの告知をどうするか、を議論した時代に、患者には「知らない権利」というのがあるのではないか、という話がありました。要するに、嫌な話を自分は聞きたくない、と本人が言っている場合にどうするか、ですね。本来は「知りたい」という人に告知して、患者本人が「知りたくない」というのなら、それでいいじゃないかと。

だけど、これってどうやって意向を聞くのか。がんかどうかの病理診断の最終レポートを手にしてね、「あなた、もしがんだとしたら聞きたい？」って尋ねるわけにいかないでしょう（笑）？「知りたくないです」「はい、あなたはがんではありません」なんて、誰が信用するかよ（笑）。笑ってるけどね、当時は大真面目でそういう議論をしてたのよ。

結論は、それを聞くなら、初診の時に、風邪っぴきでも高血圧でも、とにかく全員に「さりげなく」アンケートをとるしかないか、という話になりました。前に話した、がんセンターで初診の時に事務職員からDNRオーダーをとらせようというクレージーな発想も、その延長線上にあるのでしょうね。当事者じゃない事務が「さりげなく」やれば波風も立たないだろうと。

だけど、DNR云々の場合は、病気が、がんならがんが、そうだと極まってからのことですからね、仮に最初に、診断前に、「さりげなく」サインをもらっていたとしても、そういうものが「いよいよの時」にも効力があるとは思えない。「自分のがんを知りたいか」とかいうよりも、ずっと具体的な話ですから、「これは一般論です」なんて言い訳が、どのくらい通用するでしょうか。

そこで渡辺さんは、その後で担当医がフォローして、話し合って、信頼関係を作っていこう、という、いわば一石二鳥のやり方を提唱しています。これがうまくいけば言うことないのですけれど、逆に、まだ治療のこともろくすっぽ相談していない段階で、果たして患者さんがどのくらい、そういう「人生観」に関わるようなことについての話に応じてくれるでしょうか。

ですからね、やはりある程度、医療者と患者の間に関係ができていないと、そういう話をすること自体、リスクだと思うのですよ。そもそも患者は、医療者に、「病気のこと」をみてもらいたくてやってきたのですから、「人生のこと」を持ち出されても、「そんなつもりではなかった」と言われかねません。こういうのは、然るべき時期になって、つまりは患者さんの側も、こいつとそういう「治療以外の」話をしてもいいかと思うようになって、医療者も片手間ではなくて本気になって向かい合って、はじめて話せることなのではないかと私は考えています。渡辺さんが、「こういう話をするのには信頼関係が必要である」という重要なポイントに着目したのは非常に鋭いですね。

なんかね、「先にやってしまおう」という方針は、もちろんそっちにそれなりのメリットはあるのかもしれませんけど、「嫌なことは先に済ませてしまおう」的な感じがすることもあるのですよ。もちろんみなさんは、あの、「初診時に事務にやらせよう」というセコくて無神経ながんセンターの奴ら（笑）と違いますから、そこに潜む問題点に気がついて、指摘してくれました。次回、より具体的なタイトルでの発表で、また考えていきましょう。

＊

それでは各人に発表していただきますが、前回チェックされた問題点をもう一度おさらいしておきましょうか。まず、「本来の」ＤＮＲ、要するに医学的には十分に助けられるけど本人が希望しない、だから本人の意思が決定的に重要なＤＮＲと、ＤＮＡＲ、すなわち、そもそも医学的に適応にならない（助けられない）ものの区別があります。後者については、私や中嶋さんのような過激派は（笑）、「とらなくてもよい」と考えています。ただ、世の中がうるさいので、「嫌々」やらなければいけないこともある。

そして、ＤＮＲは、家族の動揺の大きい「いよいよの時」よりも、早期に本人からとって、それで家族も納得してもらう、という見解が多かったのですが、極力患者家族の負担にならないように、また変更可能であることをきちんと伝えて、ということがありました。

そして、こういう話をするには、医療者と患者家族に信頼関係がないとなかなか難しいので、拙速は避けるべきではないか。できればこういう話を通して、強い信頼関係を築けていけたらベスト、ということでした。

ではまずは、福田さんから、「早期に本人からＤＮＲをとるメリット」についてです。

福田――（ワードでの配付資料をもとに）早期に本人かＤＮＲオーダーをとるメリットを挙げてみま

すと、次のようなものがあります。
・患者本人の意思を尊重できる
・DNRについてきちんと説明できる時間がある
・DNRについて考える時間がある
・何度も考えることができる
・自分の病気を理解することにつながる
・予後について考えることができる

私は、早期に取る一番のメリットは、患者本人の意思が尊重されることだと考えます。最期に近くなって代理人が選ぶしかない状況になればその代理人に相当な負担になると思いますし、またそもそも家族がいないので、誰を代理人にするか、という問題も実際に起きています。だからこそ早期にDNRをとってそういう問題が起こらないような環境にすることが大切だと考えます。

結構です（拍手）。前回のレポートでもそういう意見は多く出ましたけど、早期に本人からとれば、誰を「代理人」にするかでもめることもないし、時間的余裕があるから「何度でも考えられる」というメリットはありますよね。それで「早期」というのは、具体的には、入院時ということですか？

福田――そうです。入院時に、予後にかかわらず、すべての患者からです。

というのは、この間、高齢の皇族の方が、気管支炎で入院されたことがありましたが、たとえばあの場合でも？

福田――そうです。その時は別にどうということではなくても、後々の参考になりますし、また、同じ入院患者で、こちらの人にはとってこちらの人にはとらないとなると、とられた患者さんが余計な心配をしてしまいますから、全員から一律に、ということにしないといけません。

じゃあね、いつか紹介した、「否認」、つまりそういう縁起でもないことは考えたくない、というような患者さんだったらどうします？

福田――その時は、周囲を巻き込んで、責め立てても、無理にでも状況を認識させます（笑）。

そんなことできるのかい？　反発を受けない？

福田――いえ、そういう文化を創ってしまって、みんなで死を考えることが当たり前というような社会にすれば、それは暗くも何ともなくなるのだと思います。

……ああそうか、その病棟で、その病院で、またそのコミュニティでは、「そういうものだ」、つまり病院に来る時には死について考えるのだ、というコンセンサスができてしまえば、それが普通のことになって、もう「負担」ではなくなってしまうということか。

福田――そうです、そうです。

へェー。すごいね君は。スケールが大きすぎて理解するのに時間がかかった（笑）。だけど、それが達成されてしまうと、論理矛盾は全部解決してしまうね。

福田さんには二つお願いしたい。ひとつは、なんとか今の考えを持ったままナースになってほしい。そして現場に立った時、あなたの理想論と現実のギャップを見極め、改めて考え直した上で、もう一度その理想をどうにかして追求してもらいたいと思います。

もうひとつ、その先。そのままその理想を達成してしまってね、できればこの日赤看護大の学長にでもなって、日赤医療センターを看護大の附属病院にしてしまって総長を兼任して、私がもしまだ生きてたら、嘱託でもいいから雇ってくれないかな（笑）。福田さんが40歳の時、私は75歳くらいのはずだから、かつかつ働けるかどうかだけど。この世の名残に、あなたみたいなリーダーの下で仕事したいと、心から願うよ（笑）。

その次が、裏バージョンとも言いましょうか、「早期に本人からＤＮＲをとるデメリット」について、渡辺さんです。

渡辺——（パワーポイントを使って）まず、ＤＮＲとは何か、を確認しておきます。ＤＮＲ：do not resuscitate で、蘇生措置拒否と訳されます。死を覚悟した患者ないし家族によって、容態が急変し心停止に至っても心肺蘇生法を行わないで、静かに看取って欲しいという意思表示です。

一方、近年では、ＤＮＡＲ：Do Not Attempt Resuscitation という言葉も用います。ＤＮＲという言葉では蘇生する可能性が高いのに、治療するなというイメージが強いのに対して、ＤＮＡＲは蘇生の可能性はもともと低いので、蘇生を試みることを控えるという意味を込めて用いられており、一般的に、医師が回復の見込みがほとんどない、と判断した場合には、ＤＮＡＲという言葉が使われます。以後、末期がんの患者を念頭に、ＤＮＡＲについてを対象として、そのデメリットを考えます。

まず、患者と家族で意見が一致しない場合や、患者の意識がないときには家族間での意見の不一致がありえます。後者の場合は、誰が世話をするか、とか、お金の問題が絡むこともあります。

次に、死ぬ覚悟が極まっていない患者の場合、いつ死ぬのか、そればかりが気になるということがあります。不安が強く、精神状態が悪化したり、「どうせ死ぬのなら」と自殺に走る可能性もあります。

また、医療者は、患者や家族から、死んだときのトラブル回避の材料としてＤＮＡＲオーダーにサインをとっているのでは？と疑問に思われかねない、ということもあります。たとえば、「蘇生をするかしないのかご家族でよく話し合って決めてください」などと言われても、これでは医療知識のない患者や家族が困るだけではないでしょうか。

私は、DNARをとることは、家族問題や人生観にまで足を踏み入れることになりかねないと思います。介入しすぎてしまうとDNARオーダーが誘導尋問になってしまいますし、あっさりしすぎていても責任感のない医療者だと思われてしまいかねません。オーダーをとること自体に注意が行き過ぎてしまうようなら、オーダーをとる必要はないのではないかと思います。

すばらしい(拍手)。DNRの問題点を、今まで出てきたことも含めてですが、ほぼ完全にまとめてくれましたが、あまり浮かない顔してるね。

渡辺――デメリットはいろいろ考えられるのですが、ではどうしたらいいかということになると、考えがまとまらず、よく分からなくなってしまったので。

それは渡辺さんの問題ではなく、そもそもそういうものなのだから仕方がないとも言えます。特に、患者に不安を与えてしまう、ということはその通りですよね。いったん、「もう死ぬのか」と思い始めさせてしまったら、何をどうフォローしても、疑心暗鬼になってしまいますよね。福田さんが描く「理想社会」でも実現しない限り、やはりこういうのは「暗い話」になってしまいますから。

だから、少なくとも今のところでは、そういうふうになってしまいそうな患者さんには、DNARなら、つまり医学的な適応がない状況なら、わざわざとらなくてもいいというか、渡辺さんの指摘するように「失うものが多い」ような感じを、私はもっています。この間話した、医学的に無駄である、〝medically futile〟な場合であれば、済んでからの「実はこうだったのだ」という説明でも、法的にはなんの問題も出ないはずですから。

あと、渡辺さんの指摘で重要なのは、向こうに、「責任回避をしているのじゃないか?」つまり、

「こいつは、逃げにかかっているのではないか？」と思われたらアウトだということです。実際、そういう場合は、いくら書類を揃えていても、「いやそんなつもりではなかった」とか、「騙されてサインしてしまったのだ」ということで訴えられる可能性はあります。

バックマン先生の教育ビデオの中にも、error disclosure、つかり、こちらが医療過誤をしてしまった場合にどう説明するか、というのがあります。そこで強調されているのは、責任者は自分である、何かあったら私にコンタクトをとってくれ、とはっきり相手に伝えることであるということです。逃げてはダメなんだと。

あの「白い巨塔」で、ご一緒した法律監修の弁護士先生とは、その後も何度かお会いしてお話ししたことがあります。その先生は、医療裁判ではだいたい原告側、つまり患者や家族の方から医者を訴える側に立っておられましたから、ぶっちゃけ、敵ですよね（苦笑）。だけど先生は、「こいつは自分の方を向いていてくれる、という確信が患者や家族にあれば、そもそもその医者を訴えようというような発想は出てこない」とおっしゃっていました。まあ世の中には、金をふんだくってやろうと裁判を起こす奴もいるとは思いますが、そういうのはごく少数派で、ほとんどの患者や家族は、そうではないと。

だから、我々は、とにかく信じてもらわないといけないのですよ。態度で「逃げにかかっているな」と思われたら明らかに逆効果です。そういうのは、すべての人間関係に当てはまるのでしょうがね。

ここで角度を変えて、その次は「本人からＤＮＲをとる際に留意すべきこと」を、伏見さんに発表してもらいましょう。

伏見――（ワードでの配付資料をもとに）私の話の前提として、DNRを取るのは入院時などの比較的早い時期であり、多くの患者は自らの死をまだ受け止められないものということで考えたいと思います。

注意点としては、まず、DNRとはどういうものなのか、どうしてここで話しておく必要があるのかを患者が理解できるように説明しなくてはいけません。また、今すぐに意思を決定しなくてもよいことを伝えます。また、家族がいる場合は、家族と一緒に説明を受けることを勧め、家族と患者の意見が異なる場合は、医師が第三者として仲介します。最終的に二者の関係が平行線をたどった場合は、医師または看護師が相談に乗ります。さらに、その時「決定」したことは、患者の意向で今後いつでも変更可能であることを伝えます。以上です。

結構です（拍手）。何度も出てきましたけど、「今すぐでなくていい、また変更もできる」ということは伝えないといけないということですね。ところでこういう話をすると、大抵、ここで話が終わるのだけれど、私はひねくれていて、世の中を本音で生きているからね（笑）、はいそうですかでは済まされない。

これって早い話が、「先送り」ってことだよね？　先送りにして治療を開始したとして、じゃあいつまたそういう話をするのですかね？　状態が安定している時には患者も家族も、あまりそういう「縁起が悪い」話をしたがらないし、病態がまた変化した時はその治療で手いっぱいになってしまっていることが多いのではないかと考えています。だから伏見さんの指摘はその通りなんだけど、「ではいつにするか」を考えておかないといけません。

それで、忘れてしまいがちだけど極めて重要な因子は、誰がそういう話をして、同意をとるか、ということですよね。どういう医者に話をしてほしい？　要するに、部長とか教授とかいう偉いさんか、中堅の医局員みたいなのか、もしくは日々その患者にべったりはりついている研修医か。

伏見――私の父は、担当医の先生が異動した時に、その先生を追いかけて病院を移りました。そういう「主治医」の先生がいればいいですけど、そういうのでなければ、今挙げられた中では中堅のドクターがいいと思います。

まあ普通、そう考えますよね。だけど、私もコロコロ病院を変わりましたけど、こういう世代はよく異動するのです。伏見さんのお父さんみたいに追いかけていければいいけど、私の患者でもがんセンター↓三井↓日赤とくっついて来てるのも何人もいますけど、たとえば海外留学とかしちゃったらどうにもなりません。

そういう時に、ちゃんと引き継ぎがなされているか、というのは結構な問題です。病状についてはカルテを見ればだいたい分かりますけど、「いよいよの時にどういう話になってるのか？」は、なかなか分からないし、担当が変わってすぐの時なんて、聞けないよね（笑）。

そうした時に、「書類」があれば安心、という感覚になるのは、ある意味やむを得ないことかもしれません。だから異動の多い病院、たとえば大学病院などは、「手続き」を焦るようなところがあると、私は思っています。「書類にサイン」なんて医療者側の都合だ、というのは、本当にその通りなんですね。

そもそも、ってな話をしても仕方ないのだけれど、たとえば伏見さんのお父さんと担当の先生みたいに、信頼関係があればDNRなんてとらなくてもいいはずです。いつか話した射水の先生は、末期のがん患者の人工呼吸器を外す時に、家族とは「阿吽の呼吸で」了解をとったとおっしゃっていた。そして7人の患者の遺族は全員、その先生に感謝していた。その一方、信頼関係がないところでは、

DNRなんてとれません。「逃げにかかっている」と思われるだけでね。

だから、結局は、いかにして患者や家族から信じてもらえるか、に尽きるわけで、DNRオーダーがどうこうなんて、どうでもいいんだよ(笑)。今までの話はなんだったのか、というちゃぶ台返しになっちゃうけれど。

だけどまだ一人残っているのか(笑)。ひどい前振りだけど、中嶋さんなら大丈夫でしょう。「家族からDNRをとる際に留意すべきこと」について。

中嶋――(パワーポイントを使って)ここでの前提として、患者には病状回復の見込みはなく、意識は戻らないものとします。

さて、DNRオーダーには、患者や家族に決定権を与え、その意思を尊重するという要素もある反面、患者や家族に決定の重荷を負わせてしまうものでもあります。家族からDNRをとった場合、患者の死後、「なぜ自分があきらめてしまったのか」「自分たちが死なせてしまったのではないか」「患者は少しでも長く生きていたかったのではないか」などと、自分の決断への後悔の念を抱く恐れがあります。

そのため、まず、何をして、何をしないかの範囲を医療者と家族間で共有しておくことが必要です。また、DNRは何もしないというわけではなく、痛みの緩和などの治療は積極的に行っていくこと、また蘇生行為によって患者の死期を調節できるわけではなく、家族は「死なせてしまう」決断をしたのではないことを確認すべきと考えます。さらに、予想される経過の説明、対応のアドバイスもしておくべきです。

私は、理想としては、家族や患者に余計な負担をかけないため、DNRを取るべきではないと思います。しかし、患者の死後、医療者やそばにいた家族が責められるなどのトラブルを回避する助けのためとらざるを得ないとすれば、現状では入院時にＤＮＲを取るのが最善だと考えます。また、少しでも家族の負担が軽くなるように、ＤＮＲに関する説明をきっちりとし、正しく認識してもらうとともに、この後どのように対応していくべきかアドバイスすることが大切と考えます。

すばらしい（拍手）。この間のレポートの内容から、さらにバージョンアップをされていますが、基本的な結論は変わっていませんね。くどいようですが、私が洗脳したわけではありません（笑）。それで、今回新しく出てきた内容で、非常に大事なのは、「もうこれで何もしないというわけではない」ということを強調しておく、ということですね。

バックマン先生のビデオで、「積極的治療打ち切り」の際に、先生が、“The end isn't immediately here”とおっしゃっていたのを覚えていますか。どうしても、「もう抗がん剤はしない」「蘇生はしない」ということになると、これでおしまいか、という気分になってしまいます。「これでおしまい」ならまだしも、ではもう先生方は自分を見捨てたのか、という感覚が生じてしまいます。そんなことはない、というのはちゃんと伝えなければなりません。そして中嶋さんは、その後、予想される経過や対応のアドバイスもすべき、ということも押さえていますよね。ただ「見捨てたわけではない」とだけ言っても、そこから先の具体的なことがなければ、説得力に欠けますよね。

残念なことに、世の中には、積極的治療の中止やＤＮＲオーダーとセットになって、私のできることはここまでです、じゃあホスピスに行ってらっしゃい、さようなら、という「医療」があるのも確かです。そして、限りある医療資源を能率的に運用するために、急性期医療をそういう末期ケアと切り離してしまう、という流れは強まっていくと予想されます。それはみんな、患者も家族も、勘づいている。そして向こうも身構える。だからこそ、我々はそうではない、ということは、強調しすぎることはありません。私はよく、「すぐ死ぬわけでも、死ねるわけでもない。今日も明日も、まだ生きて、嫌かもしれないけど主治医であるこの私とも、つきあっていかなければいけない」と言っています。ここで「本当に嫌だよな」とか言われたらどうしようもないけど（笑）。

医療者が患者を見捨てたわけでもなく、家族が患者を見捨てたのでもないのだ。それは最期の瞬間までに、共通の認識として明確にしておく必要があります。そうでなければ、まことに後味の悪い別れになってしまいます。

すでにみなさんお分かりのように、特にＤＮＡＲの場合は、医学的適応がない場面で医療者の都合が先行していますから、論理的には成立しえないものです。渡辺さんや伏見さんのプレゼンで矛盾が感じられるのも、ことの本質がそうなのですから当然です。根本的な解決策は、中嶋さんのようにそんなもの無視してしまうか、福田さんのように社会全体の意識を変えてしまうか、どちらかしかなさそうですね。じゃあ（さしあたり）どうすればいいか、については、もちろん誰も明確な答は出せません。ただ、医療現場は、この大きな矛盾を抱えながら動いているのだ、そのことはみなさんは認識してしまった。

どうして認識して「しまった」、と表現するのかというと、その辺の医療者は必ずしも分かっていないからで、とくに医者はバカが多いから（笑）、下手にこういう問題意識があると、何も考えていない奴らと衝突する恐れがあるからです。まあその辺は、いつかも言ったけど、自分の考えと、世の中の「常識」とをよく区別して、「大人の知恵」で乗り切ってください（笑）。

ついでながら、本来のＤＮＲ、つまり医学的には適応があるのだけれど本人が蘇生や延命を拒否する、という場合についてちょっとだけ触れておきます。これはある意味、「命を諦める」ということですから、尊厳死と紙一重、というか、ほとんどイコールですよね。

考えてみれば、神様から授かった命ですから、本人といえども、「諦める」なんてしてもいいのか。消極的自殺みたいなものではないか。その境界は非常に曖昧で、実際に、アメリカの宗教的原理主義者の中には、そういうものを認めないとする人たちもいます。もしかすると論理的にはそっちの方が整合性がとれてるのかもしれませんね。「人間はどんな状況になっても生きるべきだ、命をどうこうできるのは神様だけだ」という立場は、それなりに筋が通っています。いつか、ＡＬＳのホーキング博士のことを話しましたね。動けなくなった時、ホーキング先生なら「生きる価値がある」のだけれど、ここにいる患者には「価値はない」というのを誰が決められるか、というのは確かに問題です。

つきつめると結局のところ、「人間はなんのために生きるのか」というテーマになってしまうのです。それをここでやるわけにはいかないし、そういう話をするのには私は役者不足でしょうから、いつかまた然るべき機会に考えてください。

ここでもう一度、本心から言うけど、あなたたちは、素晴らしい。私は日本の大学1年生がこんなに賢くて真面目だなんて、思ってもみなかった。

第6講

信用と信頼のためのコミュニケーション・スキル

ＤＮＲの議論の時に言いましたけど、ＤＮＲをとるには患者や家族に信頼してもらわないといけない、ただし本当に信頼されていれば、ＤＮＲなんてとる必要はない、のですね。『コード・ブルー』の緋山先生は、後者だと思ってとらなかったのだけれど、実際には家族も揺れ動いていて、また他の身内も出て来て、全体としてはそれだけの「信頼」は勝ち得ていなかった、というのがあの騒動の原因です。医療の本質からすると、サインもらうかどうかなんて瑣末なことだと、私は思いますが、当事者になってしまえばそうも言っていられません。

ということで問題は、いかにして患者や家族から確実に信頼されるか、に行き着きます。このゼミの最初の方で、患者や家族とのコミュニケーションスキルについてお話ししましたが、あれは畢竟、その目的のための「技術」と考えていただいてよいと思います。

あの時の話を全部繰り返すことはしませんが、私が思うに最も重要なのは「座る」ことではないかと思うのですね。患者は医療者に話を聞いて欲しい。ただ、ふつうの患者は、医療者がみんな、忙しいことを知っている。だから「立ち話」では、仮にどんなに時間をとったとしても、その間ずっと「いつ行ってしまうか」と気が気でないので、「まともに話した、聞いてくれた」という感覚にはなりにくいでしょう。同じ時間でも、椅子に座って話せば「この人は自分の方を向いてくれている」と考えるようになります。

最近はチーム医療とかいって、集団で一人の患者を診るのが流行りですよね。もちろん、良いこともあるのでしょうが、「みんなの仕事は誰の仕事でもない」ということわざもあります。私もがんセンターなどで見かけましたが、「チーム回診」と称してその診療グループの医者が何人も病室にやって来る、という回診スタイルがあります。誰が「主治医」というわけでもない。「みんなで診ている」という建前になっている。そうすると、患者さんは、誰に自分の症状を相談していいのか分からない。

誰かが「どうですか」なんて聞きはしますけど、そいつに対して答えれば良いのかどうかも判然としない。

まだね、大学の教授回診だと、関係のない医局員も含めてぞろぞろ歩いているけど、メインは「教授」だというコンセンサスがありますから、患者も誰に対して話しかければいいのか分かるのですよ。そうではなくて、「チーム全体が主治医」とか言われても、困ってしまう。正直、私はがんセンターの時に、「我々はチームで患者を診ている」と、得意気に言う同僚を見て、バカかこいつはと思いました（笑）。責任の所在を明らかにしないで、「みんなで診てる」もへったくれもないだろう。

それにね、大体そういう「チーム回診」は、みんな突っ立ったまま、ベッドに寝ている患者を上から見下ろす形になっているのですよ。最近の若い医者なんて、みんな背が高くてカッコいいからね、そういうのがずらっと取り囲むのを見上げると、患者は圧迫感を受けます。

これに気がついた人がいてね、アメリカのある病院で、「チーム回診」の時に、折りたたみのパイプ椅子を一つ担いで回るようにしたそうです〔Wolpaw DR. N Engl J Med 2011;365:2052-2053. PMID:22129251〕。そして、患者のところで、誰か一人がその椅子に腰掛けて、患者と話す。そうすると、患者さんとのコミュニケーションははるかに上手くいくようになったそうです。理由は明らかですよね。患者さんは、その座った人間と話せば良いというのがすぐ分かるし、そいつは患者さんと目線を合わせ、何より「座った」ことによって、「これから時間をとってあなたと話すのだぞ」という意思表示をしたわけですから。必要とあれば、「チーム」の他の人間は、その医者一人をその患者さんの所に残して次へ回ることもできますしね。

さて、そういう王道のコミュニケーションはすでにお話ししていますので、今回はどちらかというと「患者を信用させる裏技」みたいなことをお話しします。なんか、オレオレ詐欺のやり方、みたいな感じもしますけど（笑）、実際、基本的にはあまり変らないかもしれませんね。我々は医療者だから、多くの患者は「こいつらは詐欺師や人殺しではないだろう」という前提で病院に来ます。だからデフォルトとしては「信用しよう」という気で来てるはずです。一方、詐欺師の方々は（笑）、そういう立場上のアドバンテージなしに信用させなければなりませんからね、我々よりも一段上のテクニックを駆使しているでしょう。学ぶべきことは多いのではないかと、私は本気で考えていますが、あまり言うとアブナくなるのでやめよう（笑）。

まず、見た目です。最初に出した『白い巨塔』で、里見先生は惚れ惚れするような完璧な面談を演じておられました。私はその翌日、患者役の木村多江さんとちょっとだけお話ししたのですが、こうおっしゃってました。「江口さんて、本当に素敵ですよね。あんなにカッコいいと、何言われても納得してしまいますから、ズルいですよね」。

これは一言で言うと、私は真似できないということなんだけどね（笑）、実に本質を捉えた言葉です。このことは里見先生の悪口、というか、欠点を指摘したものではないのです。彼は自分の特性を活かして、医療行為での目標を達成したのだから、それは褒められてしかるべきことです。誰も真似できない、つまり一般化されない、ということは、科学では欠点になりますが、ここではどうでもいい。

じゃあ医療者は美男美女が有利なのかというと、そうとも限りません。あの『白い巨塔』では、ちょっとお年は上ですが、石坂浩二さんや、西田敏行さんも、医者の役を振られていました。どちらがハンサムか、ということについてはたぶん異論はないでしょうが、だけど、自分が病気になって病院へ行き、診察室のドアを開けた時、そこに座っている医者が石坂浩二さんの方がいいか、西田敏行さんの方がいいか、ということになると、好みは分かれるのではないでしょうかね。西田さんの方が好まれるかもしれない。

私ががんセンターにいた時に、何人かの学生さんが外来に見学に来ていたことがあります。その一人が、やたら老けていてね、学生とは思えない。聞いたところ、どこかの大学を出て、いったん就職した後に、医学部に入り直したのだそうです。それでも20代のはずなんだけど、結構髪の毛も薄くて、お腹も出ていて、見た目中年のおっさん（笑）なんですよ。だけどね、初期研修医の時なんかは、むしろそういう外見の方が、頼りがいがありそうで好まれることも多い。「君は、医者になってしばらくの間は、トクをするよ」と予言したところ、びっくりしたような顔をしていましたけど。

なんにしても「見た目」って、ある意味自分ではどうしようもないことですから、不公平といえば不公平です。木村さんが「江口さんはズルい」と指摘したのももっともです。さっきの、学生さんの見学の時に、東大生という奴もいたんですよ。そいつに対しては、「君は目つきが悪いから損をする」と指摘してやったんだけど、すごく不満な顔してね、そんなの不公平だ、って。

まあこんな奴に懇切丁寧に教えてやっても無駄だと思って、あまりそれ以上言わなかったけどね、バカじゃないかと思いましたね。世の中は不条理で不公平にできてるのは当たり前です。だってそいつだって、「東大生でござい」ってんで、世間から一目置かれているのでしょう？　どうしてそうなったかというと、医者をやるのに何の役にも立たない数学とか物理とかの成績が良かったからであって、それもまた不条理です。自分が得意とする分野で評価されるのは公平で、不得意なことでどうこう言われるのは不公平なんて、そんな手前勝手なことはありません。たぶんそいつの医者としての未来は暗いと思うね、悔い改めない限り（苦笑）。

とにかく私なら私は、自分の、見た目も含めたキャラを把握・理解して、その長所を最大限に利用し、短所を最小限に抑えて、患者や家族からの信頼を得なければなりません。だけど、「信頼関係」

なんて、すぐにできるわけはないですよね。よく、初対面のときから「信頼してます」なんていう患者や家族もいますけど、あんなのはウソに決ってます（笑）。だって、信頼できるとかできないとかの根拠なんて何にもないでしょう？

もしそれでも「信頼している」と言い張るのであれば、それは我々ではなくて、その病院のブランドとか、評判とか、そういうものですよね。そうであれば、何かあった時に簡単に失望することになります。そうなると逆に、実のところはそう思い込んでいただけなのですが、「信じていたのに裏切られた」という反動が大きくなって、余計にこじれます。だから最初から「信じてます」を連発する患者や家族は要注意です。

まずは、「信頼関係」どうこうの前に、患者に「信用」してもらうことが必要です。つまり、この医者はウソをついてはいない、言ってることは本当らしい、と思ってもらわないといけません。ますます「オレオレ詐欺」と同じだけど（笑）、仕方ないんだよね。ではその、「信用」してもらうためにどうすればよいのか。

まずはこういう言葉があります。「いい医者になることは難しいが、いい医者を演じることは可能である」これは沢村敏郎先生と中島伸先生という方が書かれた、『わかる身につく医療コミュニケーションスキル』（メディカルレビュー社）という本からとりました。その本では、これは誰が言ったか「詠み人知らず」と書かれています。

もう一つ、これは引用元がはっきりしているものですが、アランの『幸福論』という本に、タレーランの言葉として、こういうのが紹介されています。「ものごとはどういう態度でやるかがすべてだ」。タレーランという人は、あまりなじみがないかもしれませんが、フランス革命・ナポレオン時代およびその後のウィーン会議の時代に活躍した、もしくは暗躍した、フランスの外交官ですね。陰謀家と言った方がよいかもしれないくらいの人です。この言葉は、考えてみれば恐ろしい限りで、つまり、「内容なんてどうでもいい」と嘯いているわけですね。う〜ん、だけど、本当なんだろうなあ、と思います。

それで、さっきの沢村先生たちの「詠み人知らず」の「演じることは可能である」という言葉の原典はこれじゃないか、と教えてくれた人がいます。京都大学で研究倫理を教えている佐藤恵子先生が、インフォームドコンセントの批判のところで名前を出したミシガン大学のカール・シュナイダー教授の言葉を紹介してくれました。

それはこういう言葉。「いい人かどうかは幼稚園くらいで決まってしまうことであり、20歳以上になった人に、いい人になれと言っても無駄です。だから、医学生には、『いい人と思わせるスキル』を身につけさせるんです」。これは強烈ですね（笑）。みなさんは未成年のはずだから、「20歳」という仕切りからするとまだ間に合うのかもしれませんが、といっても、まあもう「無駄」だよね（笑）。「幼稚園くらいで決まってしまう」とか言われちゃってるのだから。なので、誠心誠意、心を磨いて、なんて無駄なことはおよしなさい（笑）。いつか言ったように、そういう感覚でいると、バーンアウトしてしまうんだよ。プロは、「演技」も必要なのです。

さてそれで、一応の信用をもらったとして、ここから「信頼」されるための方法、裏技みたいなことをお話しします。だんだんダークサイドに入り込むから覚悟しておくように（笑）。これらは医者の立場から考えたことなので、直接的には「医者が、患者の信頼を得る方法」という文脈であるのをお断りしておきます。

まずは基礎編です。その1。休日に病棟の回診をすること。私ももう医者になってから30年くらいになりますけど、やっぱりこれが一番ウケがいいね（笑）。「先生は、私のために、わざわざ出て来てくださったのか！」なんて言われますけど、実際にはそれほどのこともなくて、別に出かける所もないとか、家にいてもやることがないとか、家内に邪魔もの扱いされるとか（笑）、まあいろいろな事情がこちらにもあったりします。私は月曜に外来があるので、日曜に病棟をチェックしておかないと、週明けの朝バタバタしてかなわん、ということもあります。

それで病院に来るといろいろやることもあるのですよ。論文書いたり読んだり、メール読んだり返事をしたり、退院患者のサマリーもたまっているから書かなきゃいけない、とかね。そのついでに病棟に寄ることはそんなに手間じゃない。それで患者さんが喜んでくれれば、とは思います。それに、あまり大きな声では言えないけど（笑）、患者さんは、たとえば大部屋で、他の患者のところには担当医は来ないけど、自分のところだけ私が来て診察する、という状況を一番喜ぶみたいですね（笑）。一種の優越感に浸れるわけです。それを見越してやるのは多少嫌らしい感じもしますけど。

だけど、本音を言うと、一方で休日に出て来ることをを当たり前に思われるとムカつくね（笑）。ナースが、私が来ることをアテにして仕事を準備しているとか、患者や家族が「来ても当然」みたいな顔をすると、途端にやる気をなくします。我ながら勝手なものだと思いますけどね。

この間、読んだある論文で、ニューヨークの先生が、こういうことを書いていました〔Klass P. N Engl J Med 2015;372:402-405. PMID:25629738〕。自分の母親が病気になって入院すると、いかに週末の病院は態勢が不十分かがわかるって。そりゃあ、医者もナースも薬剤師も療法士も休まなければいけないのは分かるけど、それでも病気には休日はないはずで、「今、担当がいないから、月曜日になったらね」とか言われると本当にがっかりする。

それで論文にはインタビューもついていて、どうしろというのかと聞かれて、その先生は、二つのことを話していました。一つは、休日の留守番というか、当直の人間は、「今、休みだから、月曜まで」とはなるべく言わずに、その場でできることをなるべくやってあげる。もう一つは、私のように、休日に出て来て自分の患者を診る場合でも、「自分は偉い」みたいに思わないことだって（笑）。これは私にはなかなか耳の痛いことです。

その線引きは難しくて、医療者の都合と、患者のエゴとの衝突みたいになりかねません。だから私は若い医者には、無理強いはしないけど、もし病院に寄る用事があるのだったら、病棟にちょっとだけ顔を出せと言っています。だいぶ印象が違います。

その2。回診の時には体に触れること。さっきも言ったように、最近の回診は、グループで、何人もが患者のまわりを取り囲んで突っ立ったまま話をするだけ、ということが多いのですけれど、「体に触る」ことは大事です。それは、身体所見を見逃さない、ということももちろんありますが、言ってしまえばスキンシップですね。診察の「意義」からすると、ＣＴやＭＲＩで全部分かるかもしれない。いまさら触診で新たな所見はないだろう。それはそうかもしれませんが、患者は「診てもらった」気になりませんよね。

私ががんセンターにいた時、ある病院から患者さんが紹介されて来ました。まだ30代の女性で、肺がんに対して放射線治療を受けたけど、残念ながら再発してしまったのだということです。この時診たのは、実は私ではなくて、同僚だったのですが、その先生が後であきれて私に話してくれました。「一通り話を聞いてね、じゃあ診察しますから服を脱いで、って言ったら、『えっ』ってびっくりされた。『体に触られるのなんて初めてです』ってさ。こっちがびっくりだよな」

その患者を紹介して来たのは、超有名病院で、「患者本位の医療」ということで非常に評価が高いところです。私もその同僚も、「ケッ」ってなもんで、「どんなに世間で褒められようが、あの病院はカスだ」ということで意見が一致しました（笑）。患者の体に一度も触らずに「治療」するなんてところが、まともな医療をしているわけがない。

だいぶ横道に逸れましたけど、それで、触るのは、どこでもいいです。循環器の医者だったら、脈を取るだけでもいいと言われています。私は、鎖骨上のリンパ節を触ることが多くて、たまさかそれを省略したら、よく患者さんに、「先生、今日はやらないの?」なんて冷やかされますね。ここはレントゲンなんかでは映らないこともあるから、なんて理屈はどうでもよくて、「そうすること」そのものが大事なのですね。別のニューヨークの先生が、「そういうことの証明のためには、データなんて要らない」と書いておられたのを読んだことがあります〔Danielle O. Not on the Doctor's Checklist, but Touch Matters. The New York Times 2010 August 2.〕。

その3。話す時には、こまめに座る。これは何度も話しましたから、いいですよね。そしてその4。患者さんは名前で呼ぶ。これは具体的に言うと、「おじいちゃん、おばあちゃん」とは呼ばないように、ということです。これは医者よりも、ナースサイドの方で、より注意すべきことだと思います。

世の中の爺さん婆さんは、医療者から「おじいちゃん、おばあちゃん」と呼ばれることを非常に嫌がります。ナースが患者を「おばあちゃん」と呼んで、「わたしゃ、あんたみたいな孫を持った覚えはない」と言い返された(笑)、という冗談みたいな話は、本当にあるようです。だから「何々さん」と名前で呼ばないといけません。

どうしてか、を考察するのもヤボなんですけど、一つには、個人識別を外されて十把一絡げにされるのは嫌だ、というか、大袈裟な言葉を使えば個人のidentityや尊厳とかいうことにもなるんでしょうか。まあ、たとえば私が患者で入院した時に、みなさんから「おじさん」とか言われたら嫌だよね(笑)。逆にみなさんも、患者になった時に、私から「おねえちゃん」とか言われたくはないでしょう(笑)。いくら親しみがあっても、というより、親しみがあるから余計に、「おじいちゃん、おばあちゃん」は嫌なのでしょうね。なんか上から目線で呼ばれているようで。本来的には年長者ということで目上になるはずですからね。

それに、全部が全部そうではないでしょうけど、「親しみをこめた」おじいちゃん／おばあちゃんの呼び方とともに、年寄りを赤ん坊と同じような感覚で扱うことが、ないとはいえませんよね。ボケ老人は赤ちゃん返りする、というのはそうかもしれませんが、だからといって赤ちゃんと同じように対応していいのかどうかは別です。本来は、「親しみを込める」ことと、「ボケたものとして赤ん坊扱いにする」ことはイコールではないのですが、非常に混同されやすい。そして老人自身もそれをごっちゃに考えてしまいますから、「おじいちゃん、おばあちゃん」の呼び方にカチンと来るのでしょう。

もう一つは、推測ですけど、「爺さん婆さんなんだから、少々のことは諦めろ」というふうに、他でもないその爺さん婆さん自身が思っているのかもしれません。だから年寄り扱いされる、ということは真っ先に諦められる、というような感覚が、ないとはいえない。なにせ年寄りはひがみっぽいから。慌ててフォローするけど、これは年寄りの悪口ではないですよ（笑）。そういうつもりではなくて、こういう要素を考えて対応すべきだと申し上げているだけです。

その次が、「信頼される方法」応用編なのですが、これは相当ダークサイドに傾きますので、本当に話していいことかどうか少し考えておきます（笑）。

＊

「信頼される方法」の応用編です。ここまで来たからには、やっぱりやってしまうことにしました。かなりエグいので、覚悟して聞くように（笑）。

その1。婆さん患者に抱きつくこと（笑）。これは結構効きますね。特に、人前でやるのがコツです（笑）。一番いいのは婆さんの連れ合いの、つまり爺さんの目の前ですね（笑）。あと、「休日に回診する」のと同じように、同室者の目の前でやると、自分は担当の先生とこんなに仲が良いんだぞとアピールすることになるようです。

もちろん、これはある程度仲良くなってからでないといけませんよ。もっと大事なのは、誰が「婆さん」かという定義ですね。これは個人差があって、一律に何歳以上という決めはありません。強いて言えば、自分が「婆さん」だと思ってる人が婆さんですね（笑）。かなりのお年でも、色気が抜けていないというか、「女性らしくあろう」としている上品な老婦人、なんてのには慎重にしなければいけません。その一方、もう女を捨てたようなオバはんってのもいるでしょう（笑）？ああいうのは、まだそんなに年齢が行ってなくても構いません。

大丈夫か？とか心配されそうですが、あまり気にせず、次へ行きます。この「婆さんに抱きつく」というのは、かなり前に私の必殺技として（笑）編み出したのですが、この間、そういえばこちらの方がもっと有効かも、というのに気がつきました。

その2。爺さんにも抱きつく（笑）。考えてみればね、婆さんにはまだ抱きついてくれる人がいることが多いんだよね。お孫さんなんか。だけど爺さんとなると、ぐっと少なくなります。

よくね、レントゲンで待たされたとか、間違った検査室に連れて行かれたとか、ちょっとしたことでぶんむくれてヘソを曲げる爺さんがいるんだよ。そういうのをなだめる時には、まず抱きついて、肩に手を回しながら耳元で「まあそんな怒らないでよ」とかなんとかやってると、なんとかなってくることが結構あります。

だけどこれはね、私みたいな中年男がやるのならいいけど、君らがやっちゃあダメでしょうね

(笑)。婆さんに抱きつくのは君らでも大丈夫かもしれませんけど。

その3。代替治療・健康食品などについては一律に禁止しない。取捨選択する(ふりをする)。よく、患者や家族が、治療前に、「これを親戚から勧められたのですが……」とか言いながらそういうのを持って来ます。私は瓶のラベルなんかをちょこちょこっと見て、こんなふうに言うことが多い。「これ、今からお飲みになるんですか？ えっとね、これとこれは成分からして飲んでいただいて構いません。こいつは、時々合わなくて肝機能に影響が出る人がいるらしいんですね。だから明日からの治療の1コースの間はちょっと控えておいていただけませんか。万一異常が出た時に、全部止めないといけなくなりますから。正直言って私はこういうのはあんまり詳しくないんですが、こういうのは一刻を争って早く飲むより、長くずっと飲まないと効かないんじゃないですか？ そうしたら焦ってつまずいてもいけませんし」。

で、何を根拠にこんな「指導」するのかというと、「そういう患者もいた」という経験や聞いた話もありますけど、だいたい出任せです(笑)。いくつか気をつけなければいけない成分もありますけど、ほとんどは毒にも薬にもならないものです。ただ、よく分からないものがあって、代表的なのはラベルが全部中国語で書いてあるものですが、最近は「中国のものは、最近ちょっと怖いですから」と言うと、みなさんも「まあそうですね」と納得してくれるのでまことにやりやすくなりました(笑)。

昔ね、そうやって、「あとはいいですよ。飲んで構いません」てなことを回診の時に言ったら、わきにいたレジデントが、「先生！」って呼び止めるんだよ。「ああいう健康食品って、効果あるとお考えですか！」「効くわけないだろう」ってあっさり答えるとね、「じゃあなんで、飲んで構わないなんておっしゃるんですか」ってしつこいんだな。「お前なあ、ちっとはものを考えろよ。頭ごなしに全部止めろ、なんて言ってみろ。二度と再びこれはどうですかなんて見せてくれなくなって、闇に潜るに決まってる」って言ってやったのですけどね、そいつはピンと来ない顔していました。

ああいうのを勧めてくれた親戚とか友達とかも、それをどうしようかと考えている家族も、それなりに患者さんを心配してるんですね。こういうのはどうか、と勧めたものを医者がOKしてくれたんだから、ああやっぱり自分たちも患者の役に立てるんだと思えるわけですよ。よっぽど高価なものとか、いかがわしいものでなければ、ここでデータがどうだ科学的根拠がどうだなんて議論するのはヤボでね、家族共々、いい気分で治療を受けさせる方が優先です。

だいぶ引いてきた？（笑）大丈夫？

その4。贈り物は喜んで受け取る。これはね、大原則です（笑）。だって当たり前でしょう？向こうが差し出したものを断るなんて、医療者の倫理云々じゃなくて、社会常識の問題だよ。そんな失礼なことをやってはいけません。

これはどちらかというと看護婦さんの方がうるさいね。以前、がんセンターで、ある田舎の患者さんが、退院した後で、地元で取れたブドウを病棟のナースステーションに贈ったことがあったそうです。黙って受け取れば良いのに、婦長さんが看護部長のところへ相談に行って、「返せ」ということになったらしい。丁重な礼状とともに返送された患者さんも困ってね、では、ということで、担当医に、「病棟の看護師さんに届けて欲しい」と送り直したそうです。医者はあまり考えずに受け取るから（笑）。ところが、何度も行ったり来たりしてるうちに、医者の所に届いた時には、あらかた腐ってしまっていたのですって。こんなのはまことに失礼で、「お気持ちだけ受け取る」なんて言っても、お気持ちを受け取ったうちに入らないよね。

私の娘は早期破水でひと月早く生まれて来たから、退院するまでの期間も長かったし、病院にも世話になりました。やっと退院、という時に、菓子折りをナースステーションに差し出したけど、頑として受け取らなかったね。「お気持ちだけいただくので、これは皆様でお召し上がりください」ってさ。めちゃくちゃ腹が立ったね（笑）。その話をある先生にしたら、全く同じ経験をされたそうです。その先生のお子さんは三つ子ちゃんで、私の娘どころではないご苦労だったでしょうね。それでめでたく退院、の時に出した菓子折りを、同じように受け取ってくれない。「じゃあ捨てるしかないので」と頼んでも、ダメ。その先生もむかっ腹立てて、帰り際に、病棟の入口にあるゴミ箱に、その菓子折りを、勢い良く投げ捨てて帰ったそうです（笑）。

そんなのね、「ありがとうございます。お大事に」って、にっこり笑って受け取ればいいじゃないですか。どうしてわざわざ、みんなを不快にすることをするんでしょうね。「そういう決まりになっているから」で突っ張るのは、小役人根性というもので、私はそんなのが一番嫌いです。

その5。回診のときに食べ物を勧められたらその場で食べる（笑）。これシチュエーションは分かりますね。病室に行ったら、お菓子とか果物とかを、「先生もどう？」とか勧めてくれるというもの。おばちゃんの患者なんかでよくあります。これはさあ、みんな笑うけどね、私は大真面目です。というかね、私は臨床医を30年やってて、これはその極意の一つだと、本気で考えています。

この話はいろんなところで書いたことがありますけど、以前、自分が診ていた患者さんが、大腿骨の転移から骨折を起こしてしまって、別の病院に入院されたのを、休日にお見舞いに行ったことがあります。予告なしで現れた私に、患者さんは喜んでくれたけど、ギプス固定されていて身動きが取れない。それで、そこにあった缶コーヒーを、「こんなものですみませんが」と差し出されたのを、私は思わず断っちゃったのですね。人生の痛恨事だと、今でも後悔しています。どうして断ったのかね。私はコーヒーは嫌いなんだけど、そんな問題じゃないよね。

だから断ってはいけない。それも、「その場で飲み食いする」というのが大事です。どうしてか、というのを、私は心理学の言葉で説明することはできませんし、誰か説明してくれないかなと思ってますが、いずれにしても、極意です。それには１２０％の自信があります。

この間、長く診ている婆さんの患者さんが、紙パックの野菜ジュースをくれたのよ。何か、私はまともな食生活をしていないと思っていたらしくてね（笑）。それで、わきにいた研修医にもついでに出されたから、「お前もここで飲め」って指示して、二人してストローでチューチュー吸いながら診察していました（笑）。そこにはナースもいて、その婆さんは彼女にも「あなたもどう？」って勧めてくれたんだけど、惜しいことに断っていたね。まあその子は新人さんだったから、仕方がないかと思って、私も何も言いませんでしたけど。

ついでながらここで一つ付け足しておきますが、患者は、他の患者に対して、時として非常に残酷です。人間は自分よりも悲惨な状況にある存在を見て喜ぶという心理がある、というのは否定しがたい事実です。その昔、江戸幕府が、農民の不満を抑える方策として穢多・非人というような最下層階級を作り出した、というのも、人間にはそういう面があることを利用したのに他なりません。

外来待ち合いで何人かの患者さんが診察待ちをしていますが、ある時、その一人を診察室に呼び込むと、中年の女性患者が、血相変えて飛び込んできました。「どうしたの？」って聞くと、その待ち合いで、隣にいた婆さんと話をしていたのだけれど、それまで受けていた治療内容を聞いて、「そりゃあんた、もう長くないよ、おしまいだよ」って言われたって。

よく聞いたら、その婆さんが言った内容は、全くのでたらめでね、そんなような治療を受けていた患者がすぐ死んだから、ていうのだけど、その婆さんに、他の患者の治療内容なんて分かるはずがない。せいぜい点滴を受けていたとか、飲み薬を飲んでいた、とかいうくらいのレベルでした。まあ、大概の患者は点滴受けていたり飲み薬のんでいたりしますからね（苦笑）、それで、なんたってみんながんだから、確かに多くの患者さんはいずれ死んじゃいますからね、そういう括りでいうと「正しい」のかもしれない。

だけどそれいったら、病院に来る人は全部病人なんだから、調子が悪くなることもあるし、もっと言えば、人間みんないずれ死んでしまうのだから、そのくらいの話だよ、って説明するのも結構大変でした。なにせ向こうは自分ががんだって知っていて、もともと不安があるところへ、そういう話喰らったわけですからね、もう恐怖でガタガタしているわけです。

あ、また横道に逸れるけど、幽霊がどうして怖いか、って知っていますか？（笑）暗闇で「恨めしやァ」というのがいきなり出て来た、というのは「驚く」かもしれないけど、怖いのとは違います。本当に怖いのは、出るかもしれない、出るぞ出るぞ、とビクビクしている時に、後ろから音もなくスーっと出てくる時ですね。だからベースに「予期するもの」があるから怖くなるのですね。

それはともかくね、その後でいらんこと吹き込んだこの婆さんを診察する時に、さすがにそれはやめてくれって言いましたが、婆さんは悪いことしたとこれっぽっちも思ってないのね。自分は親切のつもりで言ってやったのですって（苦笑）。それをあのオバサンが大仰に騒いで、そのおかげで私に誤解されたって、自分が被害者みたいな顔して泣くんですよ。これには参っちゃったね。

もっと取り返しのつかない事例としては、患者さんが自殺しちゃったことがあります。放射線治療していた患者のおじさんが、治療が一段落した後、町内会の世話役でお祭りの面倒を見て、それが終わってから首を吊っちゃいました。何かそういうイベントがあると、その後で人間はうつ状態になるもので、そういう時は要注意のようですね。

だけど、どうしてそんなことをやったのか、その時は分からなかったのですけど、後から聞いたら、やっぱり他の患者から変なことを聞いてしまったらしい。他の患者の爺さんは、おじさんに対して、「放射線治療やったりなんかした患者はみんなすぐ死んでるから、あんたも長くない」って言っていたようです。なんのことはない、その爺さんの方はあちこちに転移があって、放射線治療自体ができない状態にあったのですけど、それを棚に上げて、他人の足を引っ張ることに熱中していたのですね。

がんの告知をやるようになった最大の原因は、アメリカでは「真実を告げていないと訴えられる」という要素だったろうと思いますが、日本ではある意味このためですね。つまり、我々が言わなくても、他の患者が言ってしまうのですよ。こういう点滴を受けている、こういう放射線治療をしているのなら、がんに違いないと。それだけならまだしも、多くの場合、話に尾ひれをつけて、「そうなったらあんたはもうダメだ」って後輩(?)を虐めて喜ぶのですね。そうなった時、我々は「そんなことないよ」と笑い飛ばさなければいけないのですが、病名についてウソをついているとなかなかできませんよね。患者の知る権利とか、尊厳とか、そういうこともないわけではないでしょうが、世の中は綺麗事ばかりで成り立っているわけではありません。

ここで私の「ダークサイド」の集大成として、「コミュニケーションの大前提」というのをお話ししておきます。「患者と、その家族は、恩知らずで、気紛れで、偽善者で、尊大で、臆病で、自分勝手で、欲張りで、厚かましくて、けちで助平で馬鹿である」。私は講演の最後によくこれを出しますが、みんなドン引きになるね(苦笑)。

どうしてそんなことが言えるかというと、人間はみんなそうだからです。患者さんもご家族も人間だからね、だったらそうでしょう。ではどうして、「人間はみな、そうだ」と分かるのかというと、私がそうだからです(笑)。私は自分を、サイコパスみたいな奴だとは思ってないのでね、自分がそうだったら、人間はそうだろうと思います。それでは「根拠」として不足、というのでしたら、ルネッサンスの思想家、ニコロ・マキアヴェッリがこう言っています。「そもそも人間は、恩知らずで、むら気で、猫かぶりの偽善者で、身の危険をふりはらおうとし、欲得には目がないものだ」(池田廉訳、『君主論』中公文庫)。

すぐお分かりのように、さっき私がついた悪態は、このマキアヴェッリの言葉のまんまパクリですね。だから、私は自分がそうで、しかもマキアヴェッリがそうだと言っている以上、これで間違いはないと思います。これを無視した議論は不毛でしょうね。

このマキアヴェッリの『君主論』というのは、非常にコンパクトで分かりやすくて、すぐ読めます。人間性を論じたものとして、私は古今東西の最高の書物だと思っています。機会があれば読んでみてください。

もう一ついでに付け加えますが、私があちこちでこのコミュニケーションについての講演をやると、その後の質問で一番多いのが、看護婦さんから、「医者とのコミュニケーションが取れなくて困るけど、どうしたらいいか」というのなんですね(笑)。これがね、実は非常に難しい。

患者さんや家族が、マキアヴェッリが言うようなロクデナシだとしたら、医者はそれに輪をかけてひどい連中だと思っていただいて、間違いはないです。大して賢くもないのにプライドばっかり高くて、扱い難くてね(笑)。個人差が大きいのはもちろんですし。それに、「コミュニケーションが必要」な状況、というのは、だいたい、治療がなんらかの意味で上手くいっていない時ですよね? なにも文句がなければそのままやってればいいのであって。

そういう時ってね、医者の方も治療がうまくいかなくて、落ち込んでいるのですよ。プライドだけはあるので、「ナースのせいだ」なんて考えるのは滅多にいませんが、だけど誰かに当たり散らしたいのだよね。そうすると、本質的なことでなくても何か言葉尻を捉えて鬱憤を晴らしたい。そんな時に「医者とのコミュニケーションをとらないといけない」看護婦さんもいい災難ですよね（苦笑）。

それで、講演で聞かれて答えるのですが、あまり良い方法はありません（苦笑）。というか、「その時になって」ではやはり無理じゃないですかね。それよりももうちょっと平常というか、いつもの時に、話しやすい医者をみつけておくのが一番かなあという気がします。医者全員と仲良くなっていれば理想ですけど、なかなかそうはいかない。医者から医者へ話すのはハードルが低くなるので、何かの際に「手先」になってくれるのを前もってキープしておくと便利です（笑）。

これも、それなりに難しいのですよ。看護婦さんと医者って、話す機会があるようで案外少なくて、みなさんみたいな看護学生だとごくごく稀でしょう。君たちが私の話を聞いて、面白いと思ってくれるのは、医者の本音に接することがほとんどないからかもしれないですね。

後は、どこの病棟にも部門にも、「医者から一目置かれる」何らかの才能なり技術なりをもったナースがいるはずですから、そういう人をみつけて医者への橋渡しを頼む、とかですかね。もちろん、自分がそういう「一目置かれる」ものを身につけておくのが一番であることは言うまでもありません。

さて、私の講義も、もう少しで終わりになります。みなさんと別れるのは非常に辛いことですが、もっと辛いことが一つあって、君らに点数をつけなければいけないのだよ（笑）。仕方がないからレポート課題を出します。「死にゆく人と話すにあたって、注意すること」について、１６００字から１８００字くらいで書いてください。いい加減に書いてもらえばいいよ。

タイトルは、適宜改変してもらって構いません。最終回の時に総評をしますが、個別にはメールでコメントをします。

第7講

死にゆく患者《ひと》と、どう話すか

あれほどいい加減でよいと言ったのに（笑）、みんな真面目に書いてくれてありがとう。今回は分量もほぼ規定した通りでした。一人だけ大幅に提出期限を超えた相良さんを除いて（笑）、みんな〆切も守ってくれました。大丈夫だよ、相良さんのもちゃんとチェックしたよ。君が何かしでかすのは十分予想していたし（笑）。

それで、個別にはメールでコメントしましたが、今回ちょっと想定していなかったのは、みなさん、私が講義で言ったことをまとめたのが多かったですね。内容は的外れのものはほとんどなくて、確かに私がそう言ったことなのですが、仮レポートの時のようなバリエーションが乏しくて少し寂しく思いました。だけどこれはみなさんの責任ではなくて、私が前もってそう言っておかなかったのが悪いのだから仕方ありません。

全員のレポートをここに紹介することはできませんので、成田さんが書いてくれたものを代表として出しておきます。

死んでいく人と話すにあたって注意すべきこと

1、末期患者の気持ち

私は、今まで生活してきた中で身近な人が病気で亡くなる、という経験がない。病院へお見舞いに行ったこともない。今回の授業では、病気が治らないと知り、死を待つ人の気持ちを考える機会が多かった。

末期患者の気持ちを考えてみると、2パターンあることが分かった。一つは、思い描いていた人生が突然閉ざされてしまい、絶望に陥ってしまう人、二つ目は、残りの日々を前向きに過ごしていこうと考える人である。2パターンあるが、どちらの患者にも共通して持っているものは、出来れば治って元通りの生活をしたい、という気持ちである。またその他に全く違う目線から考えると、家族に負担がかかってしまうなどの気持ちもある。自分のこと、家族の将来のことを一度に考えることになり、大きな不安を持つとともに精神的な苦痛ももちろんある。

これらの思いを背負った患者に私たちはどう接したらよいのだろうか。

2、注意すべきこと

私は11月に書いたレポートの感想で先生から、患者に死について考えさせるのは果たして現実的に可能なことであるのか、とご指摘いただいた。生きている人は皆、死というものは全く未知の世界であることは確かであり、健康な私でも、自分が死ぬ時のことなど真剣に考えられない。考えたとしても、今では自分の理想の死に方であろう。まして、すぐそこに死が迫っている人に対して、死について考えさせることは容易ではないことは確かである。私の考えの甘さを知った。要するに、追い詰めるような問いはかけるべきではないということである。例えば、「暖かくなったら、何か食べたいものはあるか。」など患者自身に少しでも長く生きる希望を持たせる声掛けがよいと思う。

また、生きる希望を失い、自ら死を選ぶ人も少なくないという。どうせ死ぬのなら、今死んでも変わらない、と考えてしまうのか、もしくは何も考えられず混乱状態になってしまうのかはわからない。このような状態を防ぐためには、発表課題でもあった末期患者の希望を繋ぐことが重要であると思う。まずは、患者の不安に思うことを聞き、精神的な安定を図ることが大切であると思う。これと同時に、何が食べたいか（好物は何か）、誰に会いたいか、やり残したことなどを聞き出して、希望をもって毎日を過ごせるよう促すことも大切である。しかし、死を受け入れることは難しく、考えるほど重く感じてしまうものでもある。私たちは希望を持つことを無理やり押し付けてはいけない。そのバランスが本当に難しく、結論という結論は出ないが、私は、死に向かっている人に対して、不安を感じさせる言動はしてはならないと考える。

3、祖母の最近

個人的な話になるが、私の父方の祖母が約2年前、肺がんを患った。長野県に住んでいることもあるが元々、気軽に「おばあちゃん」と呼べる人ではなく、当時は少し驚いた程度であった。今も叔父の家族とともに生活しているが、病気になった当時から、「もう自分は死んじゃうんだよ、薬をいくつも飲んでいて苦しいの。」などと悲観的のことを考えてしまう点があった。周りの人は、その言葉に対し、なんという反応をすればいいのかわからなかったであろう、「そんなこと言わないの」などと明るくいつも通りの調子で返事をしていた。この当時はこの答えがベストであっただろう。死がすぐそこにあるという状況ではなかったからであると思う。今、祖母は他の臓器に転移があり、手術は不可能な状態で薬物療法を行い、自宅で生活している。今年夏ごろ、一度会ったとき、祖母は私にこんな言葉をかけてきた。「これで会うことも最後かもしれない。もう治らないから。」と。私は言葉も出なければ、どんな反応をすれば良いのかわからなかった。「そんなことないです。」と一言言ってその場を離れてしまった。看護師を目指す身としては他に何も出来なかったことが少しばかり悔しかった。今考えると、何か不安を聞いてあげればよかったと感じる。しかし、これ以上、悲観的なことを言われたら、私もそんなこと言わないで、とイライラしてしまうだろうと思う。

この冬、父が祖母に読ませるために、聖書を持っていった。私は、残りの人生にまたは死後の世界に希望を持ってほしいという願いだろうと考える。今までキリスト教に全くかかわりのなかった人が聖書を読みどう変わるのか、私も少し期待してしまう。これらの経験から、死へ向かっていく患者と関わることは自分の気持ちも大きく揺れ動くもので、難しいと感じた。

これは私の授業内容をそのまままとめるのではなくて、仮レポートなどから反省も含めて考察を進めていて、素晴らしいと思います。自分の個人的な経験からの考察も、家族としての立場からプロのナースとしての立場へきちんと外挿して考えられていますので、このレポートには満点をつけました。もちろん、お父さんがお祖母さんに持っていかれたという聖書のことも含め、結論は出ていませんが、それは当然で、今後また考えれば良いと思います。

さて、患者さんが「死にゆく」ことを自覚するようになると、コミュニケーションは当然の如く難しくなり、高度な配慮を必要とします。病態の否認や怒りといった感情も出てきます。それについて、私の最も尊敬する精神科医の一人、名古屋市立大学教授の明智龍男先生の講演からいくつかのポイントをお示しします。

明智先生は、「こうあるべきだ」という理屈ではなくて、実際に患者さんを診て、現実に即した対応を考えられる先生です。私は、がんセンター時代、何人かの精神科の先生と仕事をしましたが、明智先生は、相談した時に「それは難しいですね」とおっしゃることが一番多かった。

私はレポート提出時の注意事項として、「答」を出すように、とみなさんに求めました。もちろんそれは必要なのですが、難問に対しては出てくる「答」は不十分であることが多い。その不完全性を認識し、常に見直すことによって、我々はより正しい「答」へ近づけるのです。求められたからといってただ「答」をポンと出しておしまい、ではなくて問題の困難さを理解し、「答」の不満足な点を認識しておくのは、本物のプロの証拠ですよね。

カナダやアメリカで終末期患者に対するディグニティ・セラピー（尊厳治療）というのがあるそうです。これは、人生を振り返り、大切な人にメッセージを残すよう、質問表を通して患者とともに文書化しようという試みで、言わば遺言を作る手助けみたいなものですね。これを明智先生は一時期、導入しようとされた〔Akechi T, et al. Palliat Med 2012;26:768-769. PMID:22733965〕。

ところが、86％の患者さんが参加を拒否したそうです。いわく、「なぜそんなことが聞けるのか、私だって生きたい、死にたくない」「死んでいくと思ってそんなことを聞いてどうするつもり。余計なお世話だわ」。ホスピスに入ったりしていても、患者さんの本音は違うのですね。

先生はこれを諦めて、「我々は、患者が死を受容することを、第一義的な目的とすべきではない」とおっしゃっています。これはある意味当然で、我々には本来、あの人は立派な死に方をしたとか、こっちの人の死に様は見苦しかったなんて「松竹梅」をつける権利なんてないはずです。ですが、精神科医として、自分の限界を悟り、あえて踏み込まない領域を設定する、というのは非常に勇気と分別のあることだと思います。

明智先生は、患者が「私は死んでしまうのでしょうか」「あとどれくらいなのでしょうか」と聞く際の対応について、こう教えてくれます。多くの場合、患者は答を求めているのではなく、気持ちや辛さを、「あなたに」聞いて欲しいのだ。そうすると、「あとどのくらい」と聞かれてすぐに、「まあ1ヶ月ですかね」なんて答えるのがいかに不適切かが分かるでしょう。

そして大切なのは、同情するのでなく共感するのだと。これはちょっとピンと来ないかもしれませんが、関わり続けるのではあるが巻き込まれない、ということだそうです。感情と、その背景を理解する。そして理解した内容を共感とともに伝える。「……がご心配だったのですね」「……がお辛かったでしょう」というようなことですね。この際、聞き出す時に「どうして（why）？」という尋ね方は責められているように感じるので避けるべきだそうです。

たとえば、痛みのコントロールがついていない肺がんの終末期の患者さんのところをあなたが訪れた時に、「私はもうダメなのでしょうか？」と聞かれたらどう答えるか。次のA～Fから選んでください。

A．そんなこと言わないで、もっと頑張りましょうよ
B．そんなこと心配しなくてもいいんですよ
C．どうしてそんな気持ちになるんですか？
D．これだけ痛みがあると、そんな気持ちにもなりますね
E．もうダメなんだな……と、そんな気がするんですね
F．すみません、今忙しいので、後で来ます

まあ、Fが論外で、Aも不可ということはみなさんにも分かるでしょうが、明智先生によると、ベストの「支持型」の対応はDとEだそうです。ちなみにAが激励型、Bが説得型、Cが調査型、Fが逃避型、というのだそうです。Cも「どうして？」と尋ねていますから、先ほどの話では「避けるべき」聞き方ですよね。

まあただね、いつもDとかEとかの対応をされると、治療しているのだけどうまく症状コントロールできていない医者側は、それこそ責められているようでつらいのですけどね（苦笑）。

また、患者さんがあなたに「死にたい」と言ったらどうするか。いわゆる「希死念慮」というものです。この時は、患者がオープンに話せる状況を提供し、避けることなく話し合いを行う姿勢を直ちに示す、のだそうです。この時、「自殺は許されない」などという審判的な態度はとらない。このような話し合いが、患者の希死念慮を増強させることはなく、適切に行えばそれ自体が患者の苦痛を和

らげるのだそうです。それとともに、背景に存在する患者の苦痛を理解する。「患者さんはあなたを信頼しているからこそ、あなたに話すのです」と明智先生はおっしゃっています。

そして最終的には、あなたが来て話をするのを患者さんが楽しみにしてくれるようになるのがベストだ、と指摘しておられます。その時、あなたは患者さんの「小さな希望」になっているのだと。

最後に一言だけ付け加えておきます。当たり前のことですけど、我々は死んでいく気分がどういうものか、知らないのですね。岸本英夫先生の「生命飢餓状態」からさらに進んだ段階で、しかしいつか話した臨死体験のところまで行く前に、もういよいよか、と自覚した時、人間はどういう気持ちになるのか。

ロシアの文豪、ドストエフスキーは20代の後半に、社会主義思想のため官憲に逮捕されて死刑判決を受け、銃殺刑になる寸前で皇帝からの特赦で助かったという経験があって、その「死刑囚の心境」を長編小説『白痴』の中で記述しています。それはそれで参考になりますが、死刑囚は「その時一思いに」という死に方になっていますし、またドストエフスキー自身がそうであったように、特赦なんてものもありますからね、末期がんなんかとはちょっと違うかな、というところも多いでしょう。

私は若い時に、若気の至りで、「この人には聞いてもいいのかな」と思ったがん末期の患者さんに、「死ぬってどんな気持ち?」と尋ねたことが、あります。二人に聞いたのですけど、二人とも、「体の症状の方が辛くて、これからどうなるかとか、死んだらどこへ行くのか、なんて考えられない」とおっしゃっていました。

同じことをやった人間がいましてね、島崎藤村、って知ってます? 明治の作家ですね。『千曲川旅情の歌』とか、『初恋』とかいう美しい詩も数多く残しています。「まだあげ初めし前髪の　林檎のもとに見えしとき……」という『初恋』なんて、私は全文暗唱できるくらい好きなのですが、ところが書いた藤村の人格は最低でして（笑）、自分の姪と関係して子どもを産ませ、その顛末を小説に書いて文名を上げる。しかし姪の方は赤ん坊を抱えて貧乏暮らしの挙句病気になる、それを藤村は見殺しにして助けもしない、という、まあ人非人というか犬畜生というか（笑）、そんな奴です。

それで、同じ作家の田山花袋が喉頭がんで重態になった時、藤村は見舞って、「花袋君、この世を辞してゆくとなると、どんな気持ちがするものかね」と尋ねたそうです。よくもまあ臆面もなくというか図々しく聞けるよなあという感じですね。花袋は真面目な人で、怒りもせず、もつれる舌で「何しろ、だれも知らない暗いところへゆくんだから、なかなか単純な気持ちのものじゃない」と答えた。藤村が「苦しいかね」と聞くと、花袋は「苦しい」と答えた、という記録が残っています。まあ私もこの人非人と同じことをしたかと思うと忸怩たる思いがしますが、共通するのは、やはり身体症状のコントロールが優先する、ということですね。ですけどやはり、それだけではなにかスッキリしなくて、正味のところどういう気分になるのだろうか、というのは知りたいですよね。

というわけで、この講義の最後として、今はまだですが、そのうち私はみなさんより先に死にます（笑）。いやもちろん、そうでなくては困る。その時に、みんな私のところへ見舞いに来てだな、「先生、死ぬってどういう気分ですか？」って、尋ねるように（笑）。言っておくけど、君たちの方から聞くんだよ。私はちゃんと答えるからね。で、13人がいっぺんに来られても困るから（笑）、その辺は適当に時期をずらして、「もうちょっと大丈夫かな」、という時とか、「もういよいよか」、という時期とかにうまく調整してバラけて来るように。

そうしたら私はその時その時の気分を、そのブレ具合まで含めてきちんと伝えるから、後でみんなで共有してね。それで私の講義は完結となります。いつになるかね。あまり遅くなってからだと君たちの参考にならないだろうから、できれば君らがせめて30代前半くらいの時までにしたいね。そうするとあと10年から15年で、私は60代半ばくらいか。まあいいところかな（笑）。その辺だとまだボケてもいないないだろうから。

それじゃあ、今日はもう切り上げて、神宮前のイタリアンを予約してあるから、そちらに行って打ち上げをしましょう。もちろんアルコールはダメだよ。

それではみんなそろったところで、乾杯のあいさつ（笑）。こういう時にオヤジは長いんだよな（笑）。えー、そもそも医療に必要なものは（笑）、知識と、技術と、経験それに幸運です。知識と技術は今、みなさん必死に習得しようとしている。私もわずかばかり伝えようとしました。経験はこれから積むでしょう。だからここでは残る一つの、幸運を祈ります。君たちの幸運に、乾杯。

課外授業

明智先生と考える
がんのコミュニケーション

「患者さんに『どうして？』と聞いてはいけないのでしょうか？」

國頭——がん診療における一番難しいコミュニケーションとはなにか。それは、本当に終末期にある患者さん、死期を悟るか、悟らないかという時期にいる患者さん、そして「死にたい」と自ら言う患者さんに対してのコミュニケーションです。

第7講「死にゆく患者《ひと》と、どう話すか」では、この問題について考えてみましたが、その時に紹介した明智龍男先生に本日は来てもらいました。そこであらためてこの問いについて検討したいと思います。

問．痛みのコントロールがついていない肺がんの終末期の患者さんのところをあなたが訪れたところ、患者さんから「私はもうダメなのでしょうか？」と聞かれた。どう答えるか。

A．そんなこと言わないで、もっと頑張りましょうよ
B．そんなこと心配しなくてもいいんですよ
C．どうしてそんな気持ちになるんですか？
D．これだけ痛みがあると、そんな気持ちにもなりますね
E．もうダメなんだな……と、そんな気がするんですね
F．すみません、今忙しいので、後で来ます

國頭――いくつかは素人目にもダメだとすぐ分かりますね。第7講の中では、「支持型」としてベストな対応はDとEという話をしました。「頑張りましょうよ」は言うべきではない。これは私も強調したポイントです。ゼミではこの選択肢それぞれについて深く考えるところまでは至らなかったのですが、この課外授業ではそこから掘り下げてみたいと思います。それでは相良さん、どうぞ。

相良――ゼミの中では、Cの「どうしてそんな気持ちになるんですか?」という質問は避けるべきという話がありました。なぜこの形式はいけないのでしょうか。患者さんが悩んでいることを掘り下げて理解するためには、どうして?と聞くことも大切だと思うのですが……。

明智――ありがとうございます。「どうしてそんな気持ちになるんですか?」という「why」はなぜ避けた方がよいのか。これは、医療者が「why」という問いを患者さんに向けると、人によっては「自分が弱い」、「自分が駄目な人間だから病気を辛いと感じてしまう」など、少し責められているようにお感じになられる方がおられるからです。

患者さんのことをまだ深く理解できていないとき、背景にある状況を尋ねたい場合は、「ご自身の病気の中のどのようなところで、そのようにお感じになられますか」といった聞き方のほうが、状況の解釈をしようという姿勢ではなく、あくまで患者さんの抱えておられる問題を解決しようという印象が強くなり、より適切なのではないかと思います。ただ、これは患者さんの背景をまだあまり知らないという状態ですね。

実はここに挙げたA~Fの選択肢は、患者さんの背景をすでに知っていることを想定しています。全くその背景を知らない患者さんと初めて病棟で会って「私はもうダメなのでしょうか?」と言われた場合、相良さんが言うようにまずはその背景を理解する必要があります。そのときには、「どうしてそう思うのですか?」とその理由を聞いてもいいと思います。ただ、その場合には先ほど言ったように、「そのようにお感じになられるには、いろいろな理由があると思うんですけれども、教えていただけますか」という形式が望ましいと思います。少しやりとりをイメージしてみましょう。

患者「私はもうダメなのでしょうか？」

看護師「そのようにお感じになられるには、いろいろな理由があると思うんですけれど……お教えいただけますか？」

患者「自分は、末期の肺がんだと言われているんです。今回痛みがひどくなって、その痛みのコントロールのために入院をしたのです」

看護師「……そうなんですね」。

患者「だけど、痛みがぜんぜん取れないんです、それで私はもうダメなのかと思ってしまって……」

こういうふうに言われたら、Dのように「これだけの痛みがあれば、そんな気持ちにもなりますね」と、いう言葉も自然と出てくるのではないでしょうか。一番大切なことは患者さんとのコミュニケーションを途絶してしまわないことです。Eの「もうダメなんだな……と、そんな気がするんですね」は、患者さんの言葉をそのまま繰り返す、「反芻」という技術ですが、このように医療者が応じますと、患者さんは、そのあとを引き継いで何かお話しくださることが多いです。

患者さんから投げかけられた言葉が、一見問いのような形のものであっても、「単なる質問」だと受けとってしまうとよいコミュニケーションにならないことも多いですよね。単なるクエスチョンとして「ダメなのでしょうか？」と理解してしまうと、回答は「はい」ですよね。ですけど、患者さんは、そういった回答を求めているわけでは絶対にないことはわかりますよね。回答する、つまり

answerとしてのコミュニケーションではなく、応答するという字のほうの「応える」、respondするという形のコミュニケーションが重要だと思います。答える、という意味は、特定の質問に対して情報を提供することを意味しますけど、患者さんとのコミュニケーションで重要なのは、相手が求めていることに応える、という意味での「応える」です。まずは患者さんの背景を理解するという点からは、「どうしてそんな気持ちになるのですか？」という言い方も、思いやりや十分な配慮をもって伝えれば決して悪くないと思います。

また、患者さんから「死にたい」と言われ、どう応えていいか分からない場合もよくあるかと思います。こちらからの反応として「そんな弱いことでどうするの」「残される家族について考えたことはある？」「そんなこと言わずに頑張りましょう」というのはよくあるやりとりかもしれません。ただ、「死にたい」と言われる場合には、その背後に何らかの強い苦痛があることがほとんどです。そういった苦痛は、患者さんにとってとても個別性の強いものですので、患者さんが感じておられる苦痛の原因は簡単には分かりませんよね。研究でも、「死にたい」と言われた患者さんの背景には、さまざまな要因があることがわかっています。みなさんも普段、死にたいとまでは思わないかもしれませんが、辛かったり、嫌な気持ちになることありませんか？

相良――はい、あります。

明智――場合によりますが、そういう気持ちが身体症状の辛さに由来していたことはないでしょうか？　振り返ると、結構そういうこともありますよね。ただ、自分自身がつらかったときのことを考えていただくと体が辛いからだけでは説明できないことも多くあるかと思います。それと同じようにがんの患者さんもひと言で、「私はがんになって、こういう状態なので、いま死にたいと思っています」とは言われません。さまざまな苦痛が重なり、混乱した状態になるなかで、「死にたい」「つらい」「どうしたらいいか分からない」と言われるのです。そこでの第一歩としては、背景を知るために「どうして？」と聞くことも大事だと思います。

こういったコミュニケーションで大前提になるのは、身体や精神状態についてはもちろんですが、例えば家族や医療者との関係、経済的な問題などこちらが全く予想もしていなかった事柄が強く影響を及ぼしている場合もある、ということを知っておくことですね。

相良——それで、その「死にたい」と言われた患者さんに、どうしたら希望を持たせられるのでしょうか？

明智——そうですね……。そもそも「希望」って一体何でしょう？　一般的な意味で、進行がんは治癒が見込めないわけですから、絶望的な状況です。

「終末期にある患者さんの希望を支えることが可能かどうか？」ということを検討した興味深い研究がありました。終末期の患者さん、そのご家族、医療スタッフを対象として、実際に希望を支えることは可能か、できるのであればどういったことが希望につながるのか、ということを明らかにするための質的な研究でしたが、その結果では、多くの人が「可能だ」と答えていました。

がんを治すことはできないわけですし、治すことができないということを分かりきっている状況の中でも希望を支えることができる、というのはどういうことなのでしょうか。ここでの「希望」とは、患者さんの満たされていないニードや苦痛の原因などを理解して軽減することだと思います。例えば身体症状から来る痛み、息苦しさ、だるさ……。それらを取り除くことは希望につながりませんか？

相良——そう思います。

明智——もちろん全部は取れないかもしれませんが、うつや不安、不眠など精神的な症状がある場合には薬を使ってもいいと思いますし、カウンセリングで和らげるのも希望につながりますよね。

相良――はい。

明智――それでは、「患者さんが家族に謝罪したいことがあるができずに後悔している」場合に、医療者が介入することはどうでしょう?

相良――うーん。

國頭――どこまで介入するのか……。プライバシーの問題もありますね。

明智――患者さんによっては、そこまで立ち入ってほしくない人もいますよね。支えると言っても、どこまで関わるか個別性をよく考えなくてはいけません。また、ただ聴いて欲しいという患者さんも多いです。その個別性を考えて、関わる際に知っておいてほしい大切なものがあります。それは、がん患者さんの多くの方で見られる、「否認」という心の働きです。これは「受け入れることができない強い心理的苦痛から自分を守ろうとする心理的なメカニズム」のことで、例えば、がんの進行による痛みがある患者さんにみられる、自分の現在の病状と、実際に感じている痛みを関係のないものとしようとする心の働きです。

真の否認は、病気それ自体を否定することですが、がん患者さんの場合は、現在の病状と痛みを関係付けないようにするといった軽度の否認をされることが多いです。ただ、この否認をしていること自体が、何か問題を起こすというとそうではありません。医療者はその点を理解しながら侵襲的な会話を避けることが求められることもあります。たとえば、否認している患者さんに「これだけ痛みがひどくなっているのは、病気が進んでいるからですね」などといったことをいうのは配慮が足りないですよね。医療者からの、このような一言は、否認をしている患者さんにとって、非常につらい言葉です。みなさん、これから医療の現場に出られるときっと出会うと思いますが、「痛い」と言われる患者さんにオピオイドを勧めると「麻薬なんて飲みたくない」「まだ、自分はそんな状態じゃない」

と言う方がいます。

國頭――いますね。

明智――それは、自分の状態を意識することが、死と直面化することのように感じられるからだと思います。しかし、多くの人は本当に痛みがひどくなってきた時、オピオイドを嫌がるかというとそんなことはありません。否認や受容を繰り返して、揺れ動きながら、否認が少しずつ減っていきます。最後まで奇跡を期待する人もいますよね。「新しい治療が開発されたら……」というものですが、その点についても否認という心を守るためのメカニズムを理解して、「本当にそうですね」と応じるなど、否定をしないという対応が重要です。

この「否認を尊重する」ことは、現場ではとても大切ですが、何となくでも否認に気づかないとできません。一言一言を、よく考えながら話すことが大切です。私のような精神科の医師や心理士であれば、否認をしている患者さんにとっては、考えたくないことを考えさせる質問をされるのではないかと思わせてしまうなど、その存在だけでも侵襲的になることがありますので、単純にベッドサイドに長居をしないほうがいいこともありますし、週に1回時間を決めて、「来る前に必ず看護師さんにいまからお邪魔していいですかと聞きますね」と言うだけでも、患者さんの安心感は違います。死にゆく患者さんにとっては、否認も当たり前の心理状態だという視点から、相手を尊重することが本当に大切です。

國頭――看護師の立場になってみると、何気ないひと言が地雷を踏むということが怖いかもしれませんね。特に怒りを持った患者さんとのコミュニケーションは難しいです。そう思うと、なかなか話もできない。

明智――そうですね。怒りには一般的に不安、焦燥が顕在化して付随してくる場合と、無念という感情に由来するものがあります。こちらの何気ないひと言が患者さんの不安を増幅させてしまい、その結果、怒りを誘発してしまうこともあります。

病棟に出ると、看護師さんは、患者さんに八つ当たりされることがあります。八つ当たりの場合は、実際に看護師に怒っているわけではなく、病気に対しての怒りなのです。ただ、どうしてもその怒りは目の前にいる人、信頼している人に向けられてしまいます。これも心理的防衛機制のひとつの「置き換え」というもので、終末期の患者さんにはとても多いものです。家族、看護師、若い医師や信頼関係ができている医師に強い怒りが向けられることもあります。こういった怒りの理解もとても難しいですよね。

患者さんがどういう状態にあるのか、それを理解することが大切ですが、それが言葉で語られる場合もあれば、語られないこともあります。否認の状態にあるのかもしれないし、評価が難しいです。私はそういった患者さんに対しては、特にこれまでの病気の経緯や患者さんが失われたもの、病気によって影響を受けた生活や人間関係などいろいろな情報を集めながら、直感も使って対応するようにしています。

「死にゆく患者さんに対するケアのゴールはあるのでしょうか？」

國頭——では次の方。

中嶋——死が間近の患者さんに対する精神面のケアは、何を目標にすればいいのでしょうか。

明智——死にゆく患者さんに対しての医療のゴールって何なんでしょう。とても重要ですよね。この疑問を解決するため、近年になって、〝good death〟という概念が出てきましたので、それをご紹介したいと思います。これは、2000年にスタインハウザー（Karen E. Steinhauser）が〝Annals of Internal Medicine〟という学術誌で発表した論文に紹介されている概念で、「望ましい最期」や「望ましい死」と言われるものです〔Steinhauser KE, et al. Ann Intern Med 2000;132:825-832. PMID:10819707〕。その後も同様の研究が行われ、その結果、〝good death〟は多くの人に共通する普遍的なものと個別性が高いものに分かれていることが示されています。これらをもとにして考えてみますと、その人にとっての〝good death〟とは何かを理解して、医療者はそこに近づけるように関わることが重要となりそうですよね。

〝good death〟として多くの患者さんに共通する概念として代表的なものは、身体的・精神的な苦痛がない、医療者とよい関係を築けている、家族とよい状態にある、死にたい場所で死ぬ、などですね。特に死に場所はよく出てくる話題です。ですが、この死に場所についても、「家族と一緒にいたいが負担を強いるようなことはしたくない」と考える人もいます。そういう意味では全員にとって在宅死が必ずしもいいわけではありません。死に対しての意識も人それぞれです。残された人生をまっとうしたい、自分の人生だからやり残したことがないようにしたい、という人もいますが、逆に、死を意識したくないという人もいます。

講義の中でも國頭先生に紹介していただきましたが、私は欧米で実践されているディグニティ・セラピー（dignity therapy）というものをやっていたことがあります。これから亡くなっていかれる患者さんを対象に、あらかじめ9つの質問項目を渡しておいて、後日その内容に沿ってインタビューを行うという介入です。例えば、「あなたの人生の歴史、特に最も記憶に残っていることや最も大切だと感じられていることについてお話いただけますか？」「あなた自身のことでご家族に知っておいてもらいたいことや覚えておいてもらいたい何か特別なことがありますか？」という質問に、最初の面接で応えていただいて、それをもとに患者さんが問わず語りで語る形の文書を医療者がつくり、2回目の面接で、それを患者さんと一緒に編集する、という形式の介入です。作成された文書は患者さんにお渡しするのですが、多くの場合、その文書は家族に渡されます。患者さん本人に差し上げるので、家族に渡すことが多いんですよね。それを見込して内容を修正する必要があります。こんなふうにたった2回の介入ですので、身体の状態が悪い人でもできるんです。私は、はじめて論文を読んだときに「これは！」と感銘を受けて、緩和ケア病棟と大学病院で多施設共同の臨床研究をしたんです。研究を始めた最初の患者さんは緩和ケア病棟に入院されていたがんの女性でしたが、とても喜んでくれました。「これはいい。いける！」と思ったのですが、後日談がありまして、実は患者さんがお亡くなりになられたあとで患者さんの家族からお叱りを受けました。「なぜ、こんなひどいことをさせるんだ」と。要するに内容が遺書みたいじゃないですか。その時はこちらから改めて説明をしてご理解をいただけたのですが、その後に続く研究のなかで、今度は患者さんから立て続けに「こんな不快なことをさせないでほしい」と、怒られるということが続いたんです。

やはり多くの人が、考えたくないんです、死のことを。結局、80％以上の人に断られ、「私たちは患者さんのことを分かっていなかった」ということで研究を中断しました。対象の患者さんも、緩和ケア医が「この人なら大丈夫」とお墨付きをもらった人にして絞り込んだつもりだったのですが、反応は厳しいものでした。研究グループでは、緩和ケア病棟におられる患者さんでも、多くの方は死というものを考えたくないんだなあと、みなで強く反省しました。

國頭──〝good death〟というのは難しいですね。医療者が「こうあるべき」と強制するようなニュアンスもある。雑誌で「あるべき死に方」という特集を見かけますが、人間は「死にたくない！」とのたうち回りながら死ぬほうが人間らしい、という気もします。

明智――おっしゃる通りで、確か社会学者の上野千鶴子さんが、「医療者は、患者が苦しいと言うとすぐに何かをしようとする。苦しむ権利はないのか」といったような内容のことをおっしゃっていたように思います。これも本質ですね。

でも、みなさんはこれから先、医療の現場で「何とかしてあげなきゃ」「何とかしたい」と反射的に思うようになると思います。そんな中で、苦しんでいる人をそのまま受け入れることができるかどうか。「何とかしてあげたい」と思っても、できないことは山ほどあります。

ディグニティ・セラピーについても、やってみたいと言われる患者さんもいます。ご自身の死について自ら積極的にお話しされて、子どもに何かを残したいと言われたときに、「こういうセラピーがありますが、よろしければお手伝いします。家族の同意をとってからやってみてはどうでしょう」とお話しして、当院では臨床に取り入れています。

國頭――がんの告知については、私も始めた当初は患者からも家族からも本当に色々と言われました。レントゲン写真を見ながら、「これは肺がんでしょう」と言うと、家族は真っ青になって、病院に電話をかけてきて「なんで、あんなことを言うんだ！」と。

明智――私がディグニティ・セラピーの紹介をしたために少し話がずれてしまいましたが、死が近い患者さんに対しての精神的なケアについては、苦痛を和らげるなど多くの人に共通のケアがあります。あとは、徹底して個別的な部分が大きいですから、そのためにも患者さんの価値観や背景を理解することがまずは重要です。その一方でがんの患者さんは苦しみながら亡くなっていくという現実もあります。これはきれいごとではないですよね。看護師だからこそできるケアもあって、その一つに苦痛や死、がんであるということを受け容れられない患者さんを、丸ごとこちらが受け容れるということもあると思います。これは本質的なものだと思いますが、それが大切だと思います。

「家族への対応はどうすればいいのでしょうか?」

國頭――次の質問をどうぞ。

中嶋――私が聞きたいのは患者さんの家族についてです。死が間近にある患者さんの家族とお話をする時、どういう対応を心がけるべきでしょうか。例えば、私たちが言わないようにしていることを、家族が言ってしまうこともあると思って……。「頑張りましょう」と医療者は言わないようにしていても、家族が患者さんに言ってしまうこともあると思うのです。あと、家族が不安になったり、つらい思いをされることもあると思うので、どのような対応を心がけるべきでしょうか。

明智――なるほど。私たち医療者から見ますと、家族の役割って、まず何が大切でしょうか。よく私たちはキーパーソンとか言いますね。あと、ケアギバーという言い方もしますね。そういう役割が家族のものとして一番重要なものだとするとどうしますか?

中嶋――うーん。

明智――家族には、キーになってもらいたい?

中嶋――そうですね。

明智――そうすることも大事だと思います。例えば、せん妄状態で意識が混濁していたりして患者さん自身の意思決定が難しい時、家族に決めてもらうこともあるかもしれません。

ただ、患者さんの家族といっても医学に関する教育を受けているわけではないですから、体位変換や痛みのケアについての知識は持っていません。家族に対して、そういった医学的な情報提供を私たちがすることも重要です。

中嶋――家族が、苦しんでいる患者さんを見て、一緒に不安になって混乱してしまう場合もあると思います。でも、患者さんの混乱を解消するやり方と、家族の混乱を解消するやり方は違うもののように思います。そのあたりでどのような対応を私たちがしていけるのか……。

明智――そういったことを調べた研究があります。緩和ケアを受けている進行がんの患者さんとその家族を対象にした研究です。不安やうつは、家族と患者さん、どちらが強いと思われます？　この場合の家族の多くは配偶者でした。家族は辛いと感じないでしょうか？

中嶋――いや、辛いと思います。

明智――それは患者さん本人と同じくらいですか？

中嶋――同じくらいだと思います。

明智――そうです、同じぐらいなんです。これは当然ですよね。家族は患者さんが亡くられた後も生きていかなくてはいけません。私の外来にも家族が亡くなられた方が来られますが、死別は本当につらいことです。何十年も一緒に過ごしてきた大切な人ががんになって、亡くなっていかれる。家族はそういった中で、キーパーソンになったり、ケアギバーになる役割を背負わされるのです。もしかすると患者さん本人とは違った、場合によっては、患者さんよりつらい状態を経験されているのかもしれません。

そんな家族に私たちは何をすればよいでしょうか。

中嶋――患者さんが亡くなったときのことを一緒に考えてみるとか……。

明智――いま、とてもいいことを言ってくれたと思います。家族の立場になって考えていただきました。私たち医療者は、どうしても患者さん中心に見るのですが、ときどき家族の立場になってみることも大切だと思います。多くの家族は一般的には患者さんの前とか、医療者の前では、どんなふうにされていますか。

中嶋——割合、元気な様子を見せられているように感じます。

明智——そうですね。だいたいの家族は元気に振る舞われます。患者さんに負担をかけないように、と考えておられますし、多くの場合、病気をしている本人ではない自分（家族）の悩みを医療者に話して負担をかけさせてはいけないと思っておられます。でも、実際には同じような苦痛を経験されている。そのような中でどうしましょう？

中嶋——患者さんがいない時にお話を聞く機会を設けるのはどうでしょうか。

明智——とても大切ですね。これはもう家族のケアといっていいものですね。コミュニケーションの内容は、場所やどんな人が同席しているかなど、その場の状況で変化しますので、患者さんがいる前での家族の状況と、離れて話をすると全く違う内容になります。

例えば、私自身は、家族に、「ちょっと患者さんのことを教えてほしい」とお願いしながら、実際には家族のケアをするといったやり方をすることが多いように思います。「家族のケアもします」と面と向かって言いますと、「いえ、私はいいです、大丈夫です」と言われますから。別室を使って「どうですか」と患者さんの様子を聞きながら家族のケアを行う。その時に家族の立場に立って病気の経過をたどってみると、家族の経験や役割がどれほど大変かが実感できます。

患者さんご本人が、家族のケアを強く望まれることもあります。自分の家族も大切にしてほしいという思いを持たれる方は多いですから、「家族のケアもさせていただきます」と患者さんに直接言うことも患者さんの安心にもつながりますのでとてもいいと思います。

村野——患者さんの死を、患者さん本人は受け容れているけれど、受け容れることができない家族もいませんか？

明智――よくあるケースだと思います。

國頭――よくありますね。脇で「そんなこと言わないで頑張らなきゃダメ」と家族が言う。

村野――そういうときの対応が一番難しいように感じます。

明智――そうですよね。そういった時にはまずは家族がどういう状態にあるのかを知ることが大切ですよね。患者さん本人は治療について、ご自身の状態について十分納得されているのに、家族から「何を言ってるの。もっと頑張りなさい」と言われていたら、実は家族の方が患者さんの死をまだ受け容れられなかったり、つらい思いをされていることがあることも多いと思います。ご家族自身が少し落ち着かれると、置かれている状況に対して落ち着いて別の見方もできるようになることもあります。

でも、患者さんが亡くなっていかれることを受け容れられない家族も多いです。それはそうですよね。大切な家族を失うわけですから、それをスッと受け容れられる人はあまりいません。家族が患者さんの死を「否認」することもよくあります。実際、どの家族も患者さんに苦痛のない状態で少しでも長生きしてほしいと思っています。家族が本当に落ち着いた状態であれば、患者さんにデメリットが多いつらい治療だと理解できれば、「頑張って」とは言わないですよね。本来なら、家族にも、しっかりと時間をかけてケアすることができるといいと思います。

國頭――医療者が家族とばかり話していると、患者さんから、自分には言えないことを家族に話しているんじゃないかと訝しむことはないですかね。

明智――家族とは主治医ではなく、看護師や緩和ケアチームのメンバーの心理士、精神科の医師が話をするといいと思います。やはり現場では看護師さんがその役割をしておられることが多いでしょうか。主治医が全部自分でやるのは大変という面もありますし。

國頭――家族を気づかっているふりをする……というと変ですが、死の間際にある患者さんの家族がそばにいる時、家族に向かって「大丈夫？」とひと言かけるだけでも効果があります。

明智――この先生、この看護師さんは、自分のことにも関心を向けてくれている、と感じていただく効果は大きいです。それに家族がベッドサイドにいるということをねぎらい、尊重してくれるという意味もありますから。私も回診でご家族がおられた場合、必ずご家族にも声をかけるようにしています。

「どうやって自分の考えを作っていけばいいですか？」

國頭――では、最後の質問を。

村野――明智先生は、どういうご経験をされてきて、今日お話しいただいたような考えを持つように至ったのでしょうか？

明智――私は、そんなたいそうな質問をしていただくような人間ではないですけど、今日の課外授業のことを聞いて、国立がんセンター（当時）に赴任したときのことを思い出しました。

私は、精神科医になりたくて医学部に入って、総合病院で精神科医として働き始めました。3年目に国立呉病院（当時）という病院に異動になり、そこで内富庸介先生（国立がん研究センター中央病院・精神腫瘍科）にお会いしました。内富先生は、精神科医としてがん患者さんに向き合ってこられた方で、先生の影響もありがん患者さんに関わるようになりました。ただ、最初はどうしていいか右も左も分からずにとても困りました。みなさんが今日お話しいただいたような疑問と一緒です。

たまたま国立がんセンターに赴任する機会を得て、10年ほどいましたが、最初は本当につらかったですね。医療者を含めていろいろな人に精神科医というのは信用されていません（笑）。がんセンターで「精神科医に何ができる？」「先生は何をしているの？」と言われることもありました。一番しんどかったのは、緩和ケア病棟のスタッフから、「何かしてくれるだろう」と期待をされて患者さんを紹介してもらうのですが、まさに亡くなられる患者さんに「もう来るな」「精神科医なんかと話をしたくない」「あんたと話をして何になるんだ」と言われるような経験をしていた時期でしょうか。もちろん、一部の人ですが、これはこたえました。

他にも、先ほどの話題にもあったように、「死にたい」と言われる患者さんを紹介してもらうのですが……。ほとんどはＰＳ（Performance Status）が3～4でほとんど自分で動くこともできず苦しまれていて、痛みもうつ状態もある進行がんの患者さんが、「死にたい」と言われるんです。「これはいったいどういうふうに理解したらいいんだろう」「どうしたらいいんだろう」と、悩みました。精神科で習ったような「抗うつ薬で治療する」というものとは全く違う。誰に聞いても、どうしたらいいのかが分からないんです。当時、参考になるような本も、論文もありませんでした。結局、1人ひとりの患者さんを――古くさい言い方ですけど――大切にしながら、1例1例から学ぶということを繰り返すしかなかったように思います。そして、分からないことについては自分で研究もしました。

そんな日々を過ごしていると、フッと思い当たったんです。「精神科医なんかと話をして何になるんだ」「あんたと話をして何か変わるのか」「あんたに私の気持ちがわかるのか」と言われたことをずっと考えていて、ある日、「その通りだなあ」と思ったんですね。私が変に分かったふうにものを言うのは絶対に駄目なんです。「患者さんのことを理解する」と今日もここまでも何度も言ってきましたが、でも本当の深い意味で理解するなんていうことはできることではありません。亡くなられる患者さんは苦しまれている。こちらは、「少しでも役に立てば」という思いで患者さんに会いに行っても、患者さんから見れば「こいつは何だ」と思われるのが当然です。ですので、「どんなにがんばっても本質的な意味では、患者さんのことは分からない」という原点に立って初めて、それでいいんだと思えるようになりました。その次に、一方では、患者さんのことを分かろうとする努力、理解しようとする努力はなくしてはいけない、とも思いました。つまり、そのための患者さんとの対話、コミュニケーションを続けることの大切さに気付いたということでしょうか。

心の底からそう考えるようになって、率直に「おっしゃる通りです。あなたの経験しておられる苦しみや痛みは、残念ながら私には分かりません。でも、理解する努力はできるし、あまり役には立たないかもしれませんけど、よかったら少しお話しさせていただいてもいいですか」と患者さんに言うことができるようになりました。そうすると、「精神科医だから嫌だ」と言う人はほとんどいなくなってきました。もちろん、それでも怒ってしまわれる人も嫌がられる人もいて、そういった時は怒りの背景やその現象が起きるメカニズムについて考えながら、自分なりのアプローチを少しずつつくってきたように思います。

がんの患者さんは、残念ながら今の医療では、亡くなってしまわれることも多いです。死んでしまうことを変えることはできません。だから、そうではない関わり方をしよう、と。死を受け容れるための援助、受け容れやすくなるような援助、死を考えないようにする否認を見守る、混乱されて七転八倒されるような状態の方にできるだけかかわる。……それでいいんだと思うようになりましたね。

先ほど、研究したと言いましたが、「死にたい」と言われる患者さんに対してどうしたらよいのか、と考えた時、国立がんセンターの呼吸器内科や緩和ケア病棟の先生方のご協力をいただいてその背景を理解するための研究をしました。従来の精神医学や緩和ケアの教科書には書いていませんでしたから。研究をすると、「死にたい」という患者さんの背景には、身体、精神、社会的な要因の全部が関係があるのだ、という事実がデータとして出てきます。それを理解した上で、こちらができることを提供することが重要なんだな、と再認識することもありました。

「何の役に立っているんだろう」と、無力感にさいなまれることも多かったのですが、あとになってご家族から手紙をいただいたりすることもあります。そこには、最後まで同じように病室に来ていただいただけでも家族としてとても心強かったとか、病気以外の話を聴いてくれたことを患者さんが喜んでいたとか、いろいろなことを書いてくださっています。そういったものをいただいたりしながら、これでいいのかなぁ、と疑いながら、自問自答してなんとかやってきたという感じでしょうか。

　課外授業ですから、もう少し教育的なことを言わせていただきますと、闘病記や患者さんやご家族が書かれた本もたくさん読みました。医療の現場では決して話されないことがたくさん書かれています。それと普段の臨床現場の経験もとても参考になりました。私が在籍していた当時のがんセンターには尊敬すべき先生がいっぱいおられて、その先生方からもたくさんの重要なことを学びました。みなさん、なかなか曲者揃いでしたが（笑）。もちろん國頭先生も私が尊敬していた先生のお1人です。

　医師が患者さんに向き合う姿勢なんかもよくわかりますよね。カンファレンスで、「〜〜がんのステージⅣで……」といった情報だけを話すのではなく、最初に「この患者さんにはこういう家族がいて、ご自身はこういう状態で、何々を希望されて……」と話される先生もいました。今も自分が正しいかわかりませんが、そういった周りの人を見ながら、尊敬する医療者からは多くのことを教えてもらいながら、なんとか今の自分があると思っています。お答えになっていないかもしれないけれども、そんな感じでしょうか。

「分からない」を前提にする

國頭――長い時間、ありがとうございました。

明智――まとまりのない話ばかりでしたが……。これでよかったですか？

國頭――まとめようと思うと、それこそ型にはめるということになってしまう気もします。

明智――そうですね。まとめられない、というか。「じゃあ、どうすればいいでしょうか？」と言われても、「よく分かりません」と言うしかない……。

國頭――こちらから質問したり相談を持ちかけると、先生は「分からない」っておっしゃりますよね。医師の中には意地でも「分からない」と言わない人もいますよ。答えを出さねばならない、と。だけど、「分からない」「難しい」ということを前提にする。そうしないと……。もしかしたら、がんというのは、答えは本当はどこにもなくて、とにかく次善のものを探していくことだけが唯一の道なのかもしれない。

明智――がん患者さんの終末期は、特にそうかもしれませんね。いくつか選択肢があったとしても、全部「辛い」です。どの「辛い」を選ぶか、というところがある。その中でもどれを積極的にやっていくかという部分で、「この人のためにはどちらがベターか」という、そういう感覚があるような気がします。ありがとうございました。

あとがき

私は2014年1月に日本赤十字社医療センターへ赴任した。それから数ヶ月経ったある日、当時の鈴木憲史副院長に呼ばれて、「日本赤十字看護大学の後期（9月～翌年1月）ゼミを担当してくれないか」という依頼を受けた。正直言って、「めんどくせえなあ」というのが第一印象である。私は大学病院に勤務したことはほとんどなかったが、それでもいくつかの大学で医学生相手の講義を頼まれたことはある。みな一様に、不真面目で、やる気がなく、だらけきった態度であった。講義後の「感想」に、「試験に出ることを教えて欲しかった」とあったのにはぶち切れてしまった。

そして、聞けば看護大では一年生が相手だという。ますます嫌になる。ということは、ついこの間まで高校生の、早い話がド素人のガキではないか。何をやれというんだ。

まずは看護大学の高田早苗学長に呼ばれて、「先生、何ができますか？」と聞かれた。「そうですね、一番得意なのは生物統計学……」と答えるか答えないかのうちに「それはダメです」と却下された。半ばふてくされて、「じゃあ、コミュニケーション論なんてどうでしょうか？」「それはいいですね」となって、このゼミが決まった次第である。

この、日赤看護大学の「基礎ゼミⅡ」では、十数人の教官がそれぞれ十人内外の学生をさまざまな題材で指導することになっていて、他にも「コミュニケーション論」を掲げた先生がおられた。そこで私は自分の専門ががん治療であることから、主に末期の、死んでゆく患者さんとどう話すか、ということをテーマとした。13人の学生が私のゼミを「第一希望」として選択したと聞いてびっくりである。

それから以降は己の不明を恥じるしかない。こんなに熱心に話を聞いてもらったことはないし、何より、こんなに真剣に、このような暗い話題、しかもそれこそ「試験に出ない」ことを一生懸命に考えてくれるのを目の当たりにして、感激した。医学生のカスどもとはえらい違いである。

困ったことが一つ起こった。この「基礎ゼミII」は看護大学の必修科目であるので、成績をつけねばならない。「みんなに満点をつけてはいけませんか」と教務課に尋ねたところ、「いけません」と一蹴された。仕方がないから、成績をつけるため、当初は予定していなかったレポート提出を義務づけたのだが、彼女らは一言の不平の声もなく了解してくれた。

今や彼女たちと過ごす、毎週水曜の夕方90分は私の宝ともいうべき時間になった。そこへ医学書院の三橋さんが、近々刊行される雑誌『Cancer Board Square』に何か書いてくれ、と依頼して来た。「これこれのゼミをやってるけど、その講義録でどう?」「いいですね。お願いします」となったのが本書の企画のはじまりである。教務課と学生諸君の了解をとって、出版も決まった。三橋さんも聴講にやってきて、彼女らのレベルに瞠目していた。そうだろう、オレが自慢するのも当然だろう。

雑誌『Cancer Board Square』には前半数回分の講義が、やや短縮された形で連載として収められているが、この講義録のメインは、なんたって彼女らのレポートや発表と討論をまとめた後半の対話篇である。調子に乗った私の、思い切り難しい問題設定に対して、未熟だが柔軟な頭で挑戦する学生の軌跡を見てやってほしい。いや、見るべきだと思う。そこには、正解のない問題への解決の糸口が必ずある。

私自身が彼女らの良い教師であったかどうか、には確信がもてない。たとえば彼女らの意見主張が私のそれと違っていた時に、それをきちんと伸ばすようにできたかどうか。むしろ私はムキになって彼女らに反論したこともあったかもしれない。月並みな言い方だが、私もまた彼女たちから学んでいたのだろう。

ゼミの最終回では、私の畏友・明智龍男名古屋市立大学精神科教授のスライドを借用してまとめをさせてもらった。三橋さんはさすがに目が高く、これを見てすぐに、明智先生が私よりもはるかに上を行くドクターであることを理解し、３人のみの学生を対象にしてではあるが課外授業を企画してくれた。明智先生のお話からは、この問題がいかに困難で、正解がなく、先生自身難渋して来られたかがお分かりいただけると思う。

しかし、繰り返すが、本書の主役は文句なく学生たちである。日本を代表する研究者・明智教授がそのように苦労して来られた難問を、「この間まで女子高生だった」学生に平気で投げかける私もかなりえげつない。しかも私は、明智先生に対し、「難しいことを難しいと率直に認め、拙速にいい加減な答を出して間に合わせようとしない」、という点を評価しているくせに、学生には「答を出す」ことを要求しているのである。それを真正面から受け止める学生は、掛け値なしに素晴らしいとしか言いようがない。私は基本的に、日本の未来を悲観視しているが、ここにだけはそれを覆すポテンシャルがあると思うようになった。本書をお読みになれば、読者にも異論はなかろうと信じる。

本書の学生名はすべて仮名である。なお、この「基礎ゼミII」は、本書の対象となった２０１４年度のみでなく、２０１５年度には15人の学生（男子３人を含む）が、また２０１６年度は10人の学生が私のゼミを選択した。２０１７年度以降も続くことになっている。学生のレベルは本書の13人と遜色なく、私はずっと楽しくやらせてもらっている。

本書を企画制作してくれた医学書院の三橋輝さん、引っ張り出された上に監修までさせられた名古屋市立大学教授の明智龍男先生、日本赤十字看護大学の教職員の方々、そしてなにより、わが13人の天使たちに心より感謝いたします。

平成28年8月

日本赤十字社医療センター化学療法科

國頭英夫

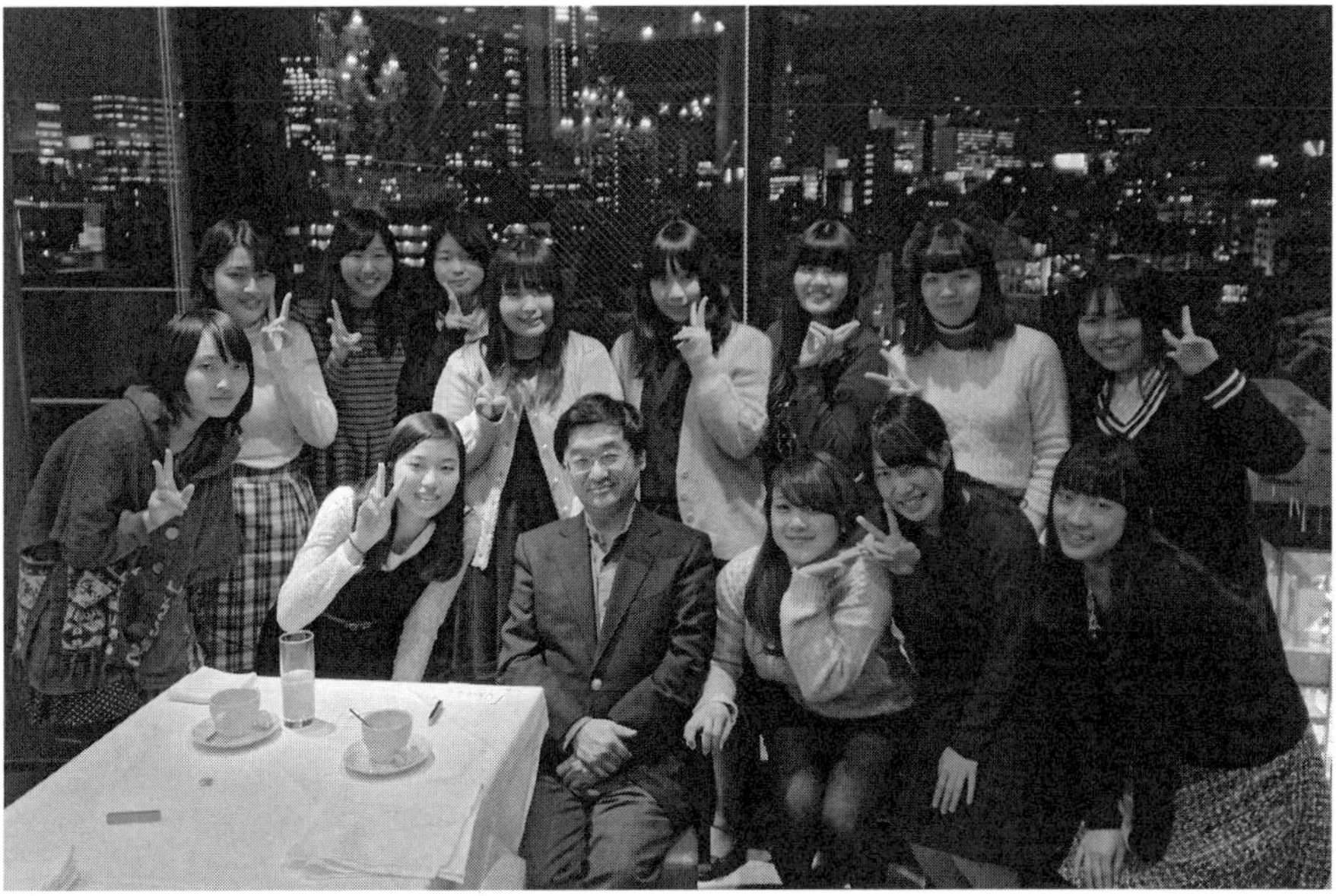

講義に出てきた書籍・映像作品など（順不同）

◉書籍

『見送ル――ある臨床医の告白』（里見清一、新潮社、2013）
『非言語コミュニケーション』（アルバート・マレービアン著／西田司他共訳、聖文社、1986）
『がん医療におけるコミュニケーション・スキル　悪い知らせをどう伝えるか』（内富庸介・藤森麻衣子、医学書院、2007）
『白い巨塔』（山崎豊子、新潮社、1965）
＊文庫版『白い巨塔』1巻～5巻（山崎豊子、新潮社、2002）
『哲学101問』（マーティン・コーエン著／矢橋明郎訳、筑摩書房、2008）
『妻を看取る日――国立がんセンター名誉総長の喪失と再生の記録』（垣添忠生、新潮社、2012）
『偽善の医療』（里見清一、新潮社、2009）
『友情論』（アベル・ボナール著／大塚幸男訳、中央公論社、1996）
『わかる身につく　医療コミュニケーションスキル』（沢村敏郎・中島伸、メディカルレビュー社、2005）
『幸福論』（アラン、1925）
『新訳 君主論』（ニッコロ・マキアヴェリ著／池田廉訳、中央公論社、2002）
『病者・花――細川宏遺稿詩集』（細川宏著／小川鼎三・中井準之助編、現代社、1977）
『希望という名の絶望――医療現場から平成ニッポンを診断する』（里見清一、新潮社、2011）
『死を見つめる心』（岸本英夫、講談社、1973）
『白痴』（ドストエフスキー著／木村浩訳、新潮文庫、2004改版）
『藤村詩集』（島崎藤村、新潮社、1968）
『命の終わり――死と向き合う七つの視点』（大町公、法律文化社、2007）

◉映像作品など

『白い巨塔』（原作：山崎豊子、脚本：井上由美子、製作：高橋萬彦・川上一夫、フジテレビ、2003）
『コード・ブルー　ドクターヘリ緊急救命』（脚本：林宏司、製作：増本淳、フジテレビ、1st season 2008、2nd season 2010）
A practical guide to communication skills in clinical practice (Robert Buckman, Walter Baile. Medical Audio Visual Communications Inc. 1999)
「パワー・オブ・ラブ」（The power of love）（作詞・作曲：グンター・メンデ、キャンディー・デルージュ、ジェニファー・ラッシュ、メアリー・スーザン・アップルゲート、歌：ジェニファー・ラッシュ、CBS、1984）
「女心の唄」（作詞：山北由希夫、作曲：吉田矢健治、歌：バーブ佐竹、キングレコード、1964）
『仁義なき戦い』（原作：飯干晃一、脚本：笠原和夫、監督：深作欣二、東映、1973）

著者紹介

國頭英夫

くにとう・ひでお

日本赤十字社医療センター化学療法科　部長

1961年鳥取県生まれ。1986年東京大学医学部卒業。東京都立墨東病院救命救急センター、横浜市立市民病院呼吸器科、国立がんセンター中央病院内科、三井記念病院呼吸器内科などを経て現職。日本臨床腫瘍学会協議員・日本肺癌学会評議員。これまでの著書に里見清一名義で『偽善の医療』(2009年)、『医者と患者のコミュニケーション論』(2015年)、『医学の勝利が国家を滅ぼす』(2016年、すべて新潮新書)、『誰も教えてくれなかった癌臨床試験の正しい解釈』(中外医学社、2011年)など多数。

明智龍男

あけち・たつお

名古屋市立大学大学院医学研究科精神・認知・行動医学分野　教授

1964年広島県生まれ。1991年広島大学医学部卒。日本医科大学附属病院高度救命救急センター、国立呉病院・中国地方がんセンター、1994年広島市民病院精神科を経て、1995年から国立がんセンター中央病院および東病院精神科・精神腫瘍学研究部。2004年名古屋市立大学大学院医学研究科　精神・認知・行動医学分野　助教授、2009年名古屋市立大学病院緩和ケア部部長(併任)を経て、2011年より現職。専門はコンサルテーション・リエゾン精神医学、精神腫瘍学、気分障害、がん患者に対する心理社会的介入。これまでの著作に『がんとこころのケア』(NHK出版、2003)など。

死にゆく患者《ひと》と、どう話すか

発　行　2016年10月15日　第1版第1刷©
　　　　2021年10月 1 日　第1版第5刷

監　修　明智龍男《あけちたつお》

著　者　國頭英夫《くにとうひでお》

発行者　株式会社　医学書院
　　　　代表取締役　金原　俊
　　　　〒113-8719　東京都文京区本郷1-28-23
　　　　電話　03-3817-5600(社内案内)

印刷・製本　アイワード

ISBN978-4-260-02857-8